美食課

（三）

徐文兵 著

科学技术文献出版社
SCIENTIFIC AND TECHNICAL DOCUMENTATION PRESS
·北京·

图书在版编目(CIP)数据

美食课.三/徐文兵著.—北京:科学技术文献出版社,2024.6

ISBN 978-7-5235-1349-1

I.①美… II.①徐… III.①中医学—营养学—基本知识 IV.① R247.1

中国国家版本馆 CIP 数据核字(2024)第 087635 号

美食课.三

策划编辑:王黛君　责任编辑:王黛君　宋嘉婧　责任校对:张　微　责任出版:张志平

出 版 者　科学技术文献出版社
地　　址　北京市复兴路 15 号　邮编 100038
编 务 部　(010)58882938,58882087(传真)
发 行 部　(010)58882868,58882870(传真)
邮 购 部　(010)58882873
官方网址　www.stdp.com.cn
发 行 者　科学技术文献出版社发行　全国各地新华书店经销
印 刷 者　艺堂印刷(天津)有限公司
版　　次　2024 年 6 月第 1 版　2024 年 6 月第 1 次印刷
开　　本　710×1000　1/16
字　　数　200 千
印　　张　14
书　　号　ISBN 978-7-5235-1349-1
定　　价　65.00 元

目 录

第3章 姜：芳香化湿的鼻祖

第4章 教你应用姜科药：砂仁、益智仁、草果、白豆蔻、草豆蔻、肉豆蔻

第5章 化湿好食材：胡椒、荜茇、花椒

第 6 章 （长夏）小暑北方膳

第 7 章 小暑南方膳

第12章 处暑北方膳

第13章 处暑南方膳

第 1 章

五谷为养：补益脾胃的谷类

小米粥和糜子粥是最能保护胃黏膜，最能滋养人体的精气神，保护肠道菌群的食材。它们有抗衰老、延年益寿的作用。其实我们中医在给人开中药治病的时候，除了开水制剂和酒制剂以外，还会开一种重要的制剂——粥制剂，就是把中药材跟糜子粥或小米粥煮在一起，最后米熟汤澄，把米过滤掉，连米汤带溶解进去的药给患者喝，这是治病的一种方法。

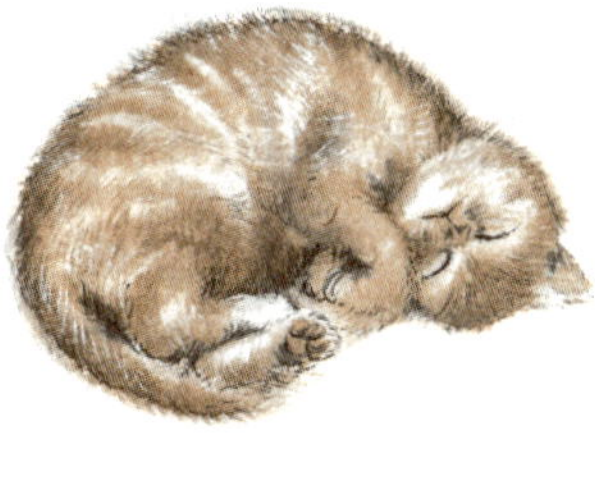

1 小米，长夏最基本的饮食

按五行理论来讲，春属于木，夏属于火，长夏属于土（土的意思就是石头上有水，土里全是湿的），秋属于金（比较干燥），冬属于水。

木、火、土、金、水是观察气候变化得来的。现在人们把五行翻译成five elements，意思是五种元素或五大行星，这是胡翻。简单的翻译就是five seasons，我们现在认为是四季，这是错的，其实是五大季节。

我们的饮食就要针对木、火、土、金、水对应的肝、心、脾、肺、肾来下功夫。到了长夏，天气又湿又热，我们得适应季节和气候，吃点儿能芳香化湿或淡渗利湿的食物，不要让湿气在身体里储存太长时间。

到了夏天，人们基本上没有胃口，我们要吃一些辛温、唤醒脾胃功能的食物，先从主食入手。春天我们提倡吃麦子、莜麦等生发的主食。到了夏天可以吃一些蛋白质含量高的糯米、黍米、高粱米。到了长夏就吃我们最基本的饮食——小米（剥了壳以后叫小米，没剥壳之前叫粟），跟它类似、功能相近的还有稷；还有一种叫糜子，比较甜，生长周期比较短；此外还有一种最重要的食物，也是甜的，就是我们从南美洲引进的玉米，玉米的产量非常高。

另外要强调中医讲的是整体观念，讲的是五行的生克制化。吃一种性味的东西多了，就会对一个脏（臟）产生补益作用，对另一个脏（臟）产生损泻作用。所以，甜的主食吃多了会对肾功能有所损害。

2 粟里面蕴含的生命力、精气神是中国人最看重的

先说粟，我跟梁冬对话《黄帝内经》时就说过粟，粟是我们的祖先通过培育、驯化狗尾草逐渐培育出的品种。粟这种粮食作物最能代表中华民族，而且毫无争议，因为其他地方基本上没有粟。有一段时间人们总说小麦是从西亚传过来的，现在考古发现我们八九千年前就驯化了小麦，不见得是张骞带过来的。

粟的特点是什么？粒特别小。吃东西有个讲究，我妈跟我说不要吃体型比自个儿大的动物，后来一想很有道理。我早饭总吃驴肉，遭到了我妈的强烈反对；我姥爷从小到大不吃牛肉，因为他是农民出身，对牛有感情。从原始社会人的进化角度来讲，你既然没本事把人家干掉，那就别吃人家；如果你力大无穷、勇猛善战，那就吃。

鸽子就比鸡好吃，麻雀就比鸽子好吃，小鱼就比大鱼好吃……小米就是那么小的一粒东西，从生根、发芽、开花到结果，最后“春种一粒粟，秋收万颗子”，它里面蕴含的生命力、精气神是我们中国人看重的。

现在人们总用西方所谓的营养学和商业学来衡量小米，认为小米的淀粉含量高，吃了会升血糖。其实，一粒小米包含的生命气息元素、精气神是比较充足的。

现在一说吃小米就是喝小米粥，其实大众理解的粥是稀粥的概念，实际上粥是个什么概念呢？

大家可能没意识到，我们以前说：“你能吃几碗干饭？”干饭就是拿小米蒸的，小米脱了壳以后就变成一粒一粒的种子，然后把它蒸熟。一枕梦黄粱的故事里蒸的是黄的黍米。为什么叫粱？粱是精米，蛋白质含量高。以前人吃饭直接在笼屉上把小米蒸熟，盛到碗里，然后浇点儿菜汤，和点

儿鸡蛋或肉，这叫吃干饭。

粥是什么？把干饭放到盆里，拿勺子圆底杵，它本来是干的，经过这么一杵就变得稀烂，稀烂了以后变得黏稠，就形成一团或一块。

我们小时候是把杵好的粥颠到碗里，再拿这个碗颠，颠成橄榄球的样子，这叫吃粥。

范仲淹年轻时生活特别贫苦，他吃饭有一个习惯，做一碗粥划成四块：早饭一块、午饭一块、晚饭一块，可能晚上头悬梁、锥刺骨时再吃一块，当作夜宵。他的好朋友比较有钱，看不下去了，说："带你去吃点儿好的。"结果他还不去，为什么不去？他说："如果我跟你吃好的，我的心里就会惦记好的，那就吃不下粥了。"

我们现在喝的小米粥其实叫小米稀粥。以前粮食不够的时候都是水多米少，我们把那种粥叫瞪眼稀粥，为什么？粥盛到碗里，从碗里能看到你自己，这就叫干瞪眼。

3 稷是一种救荒、救急、救命的食物

下面说一下著名的稷。在中山公园的音乐堂，我们立春举办"春之生"音乐会，其实中山公园原来叫社稷坛。故宫的形制是左庙右社，左边祭祀祖宗，右边祭祀土地。稷是土地上生长的粮食，所以叫社稷坛。

大家对稷都不了解，有人说稷就是小米、谷子。我们现在四体不勤，五谷不分，上网一搜，全是乱七八糟、自相矛盾的答案。

小米是禾本科，之前说的小麦也是禾本科，只有荞麦不是禾本科，是蓼科的，跟大黄是一个科。我们说谷子是狗尾草进化来的，所以它是狗尾草属的。稷是什么属？黍属。

黍是什么？就是大黄米。大家记住大黄米分两种，一种是有黏性的，一种是不黏的，不黏的大黄米生长周期特别短，蛋白质含量低，但淀粉、糖的含量比较高。

社稷的稷跟小米是两回事，是一种不黏的谷物。我去过两次黄帝陵，就是现在陕西的黄陵县，黄帝的衣冠冢。我去黄帝陵的时候，当地的朋友给我们吃了用稷子面或糜子面做的年糕，有点儿像我们在大同吃的黄米糕，但它不黏，蘸点儿糖吃特别好吃。

稷子为什么重要？为什么被选作祭祀用？因为稷是一种救荒、救急、救命的食物。

一般农作物的生长周期都在 5 个月到半年以上，而稷子和糜子的生长周期是两个多月。西北贫瘠的黄土高原特别干旱，靠天吃饭，等雨雨不来，好不容易下场雨，赶紧播种，两个月以后就能吃到粮食。不管它的蛋白质含量有多低，它是种子，富含生命的气息，比吃土豆、红薯对身体好得多。

4 小米粥和糜子粥最能保护胃黏膜，最能滋养人体的精气神

关于糜子，有个著名的故事。晋惠帝执政时期闹饥荒了，他问大家："何不食肉糜？"因为糜子煮粥会特别容易烂，所以我们把剁碎的肉末煮成的粥叫肉糜。

有个成语叫糜粥自养，这种养生方法代表了中医古老的智慧。

我们总说中医，其实中医是中国古代贵族的一种生活方式。贵族不是有钱人家，而是讲究的人家。也可能家里贫穷没有太多钱，但这也是他的

一种生活方式。

糜粥自养是老年人或病弱的人维持营养的非常好的方法。《周礼》规定了很多宫廷的仪式和规矩，《礼记·问丧》中有这么一句话："水浆不入口，三日不举火，故邻里为之糜粥以饮食之。"这是说看到一个孤寡老人没人照顾，奄奄一息，三天没喝水或醪糟汁了，家里也没有烟火，这时抢救他，绝对不能让他吃煮鸡蛋、喝牛奶，而是要用糜粥来喂他。

《礼记·月令》讲到中秋，过了八月十五以后要敬老，"养衰老，授几杖，行糜粥饮食"。人岁数大了，应该顺应年龄的变化去养生，该拄拐杖拄拐杖，该拄双拐拄双拐，还要吃糜粥。这种糜粥就是煮得稀烂的稀粥，是用来喝的，不是吃的硬粥。

2004 年三芝堂的老总郑跃麒请我出诊，他的岳父是国家级名老中医路志正教授。当时我对路老非常了解，也非常崇拜。路老传授他的养生方法，总结起来其实就是一句话：糜粥自养。路老还在《养生堂》中介绍了一个养生方法，就是吃醋泡姜。

后来我在平心堂出诊，平心堂有一位国家级著名老中医，叫费开扬，费老精神矍铄，八九十岁还在出诊。费老介绍的养生方法也可用一句话概括：糜粥自养。你们吃你们的山珍海味，我就很妥帖地喝点儿粥。

我们应该牢牢记住，小米粥和糜子粥是最能保护胃黏膜，最能滋养人体的精气神，保护肠道菌群的食材。它们有抗衰老、延年益寿的作用。其实我们中医在给人开中药治病的时候，除了开水制剂和酒制剂以外，还会开一种重要的制剂——粥制剂，就是把中药材跟糜子粥或小米粥煮在一起，最后米熟汤澄，把米过滤掉，连米汤带溶解进去的药给患者喝，这是治病的一种方法。

粥那种黏的感觉，是开水、蒸汽替代不了的，其实从《伤寒论》的方子就能看出来，比如有个退烧的著名方子叫白虎汤，用的是粳米、知母、石膏和甘草四味药。治疗身体气津两虚，津液匮乏，大汗淋漓，而且高烧不退，这时我们就用粳米。粳米是什么？粳米是一种晚熟的大米，它是补肺气用的。

还有白虎加人参汤、竹叶石膏汤，都是用米煮药，然后变成粥，把米过滤掉给人喝。这样不仅提高了药物的溶解度，而且保护了胃气，增强了人对它的消化吸收能力。还有一个方法就是先煮其他药，喝完以后一定要喝粥。换句话说，粥就是药物的组成部分。我们吃理中丸或理中汤类方，比如最著名的桂枝汤，还有泻药三物白散、十枣汤，一方面能促进脾胃功能恢复，另一方面能调和营卫让人发汗，但药本身对胃肠道黏膜有刺激作用，吃完这些药以后一定要喝粥，让身体微微有温热的感觉，然后盖上衣被，促进药物的吸收和药效的发挥。

我上大学的时候跟着我的师父裴永清教授抄方，裴教授除了让我背原文之外，还要我背每个方剂后面的方后注。比如喝完桂枝汤（桂枝汤就是一种酸辣汤）一升，过一会儿，一定要“啜热稀粥一升余，以助药力”。

啜是什么？一口一口地喝，不是咕嘟咕嘟地喝，喝完了以后就会出现一种情况：“遍身漐漐，微似有汗者益佳。”意思是身上出点儿毛毛汗。然后“不可令如水流漓”，意思是不要流那么多汗。喝粥的目的就是养胃气，给辛温发散的桂枝、生姜一个后坐力推动它。

厚朴中医学堂每年夏至都会给大家发一两剂三物白散，泻一下肚子里的残渣余孽。喝完三物白散以后，病在膈上必吐，病在膈下必痢。这时如果不拉肚子，就喝一杯热粥，把体内阴寒的东西排出去；如果拉得没完没了，就喝一碗冷粥。喝热粥是“驱其水寒”，热粥帮助比较峻烈的药发挥药力；喝冷粥叫“寒者收之”，降低一下药的燥性，达到止泻的目的。

还有用甘遂、大戟、芫花加枣，喝下以后治疗胸腔积液、肺积水，服这个十枣汤“得快下利”后，糜粥自养。我们在体会古人用药的精髓时，就会发现我们太浅薄了。

5 糠：貌似是废弃物的东西，往往是我们身体缺乏的

我们认识一种食物，从来不是机械地唯成分论，它是整体协同对人产生影响。貌似废弃物的东西，往往是我们身体缺乏的。

下面说一下糠。一说糠，大家都觉得不好，觉得是糟糠、糟粕。糠是什么？谷子外面有一层硬壳，谷子的表面还包了一层种皮，磨下来叫细糠。吃精米精面就把表皮也剥掉了，吃里面的种子。

唐朝经济发达，物产丰富，人们都吃精米精面，突然发现越是富贵人家越容易得一种病，古代叫“脚气病”，其实不是现在的真菌感染，而是脚非常弱，感觉不吃劲，还感觉瘙痒或麻痹，而且一般是一家人一起得这个病。唐朝有一位伟大的中医学家叫孙思邈，他发现这个问题以后找到了病因——这些人是精米精面吃多了，如果给他们的饮食里加点儿细糠，症状马上得到缓解。

现代科学认为这是一种维生素 B 缺乏症，而维生素 B 含量最高的食物就是糠。所以，古人的治疗手段和方法得到了现代科学的验证，其实不验证也没关系，我们用中医的方法认识并解决这个问题就够了。

另外，大家注意糠的写法，糠的本字是康，我以前讲过健康，康是什么意思？是通路比较多的意思，五条通路叫康，六条通路叫庄，有个成语叫康庄大道。我们吃白萝卜，如果及时采摘，它的心是实的。过了这个阶段，它就把营养传送到上面长种子了，底下的根茎就成了“糠心萝卜”，什么意思？就是实心的里面出现了很多通路。康有疏通、畅通的意思，所以千万不要小看糠对身体的影响。除了能给身体增加维生素，治疗脚气病以外，米糠还被中医用来消食化积，治疗因营养过剩导致的胃里出现的息肉，甚至癌瘤。这个道理很简单，营养过剩、精米精面吃多了的人，身体

里这种营养物质含量高，凝结成块化不了，谁来化它？我说过荔枝吃多了流鼻血，赶紧把荔枝壳煮来喝。食物本身就是一个小的天地、宇宙，有阴阳、虚实的平衡，所以身体营养过多了，就得吃点儿糠。

我们当时学习治疗早期胃癌，包括萎缩性胃炎的时候，用了《医学心悟》里的一个方子，叫“启膈散”。以前人把食管癌叫“噎膈”，吃东西噎住了，吃这个方子就能化开。启膈散里有个重要的药材叫“杵头糠”，因为以前人们脱粒是用石杵臼，在里面捣完了以后表皮脱落，留下种子，粘在杵头上的就是糠，这是把细糠当药的一个例证。

以前我在我妈的老家——阳高县下深井公社（今下深井乡），当时因为粮食不够，我们在熬的小米粥里都掺点儿细糠；现在物质富足了，人们拿糠去喂猪。其实在小米粥里掺点儿糠，对现在营养过剩的人是有益的，所以我们要有意识地吃点儿糠。

6 米油是小米里最精华的东西

最好的小米就是当年的小米，精气神含量都比较足。好的小米有个特点，熬稀粥的时候，上面会浮起一层特别浓、特别细密的膜，老百姓管这叫米油。米油是小米里最精华的东西，以前刚生完孩子的母亲如果没有奶，又找不到牛奶、羊奶等替代品，就用米油来喂孩子，保证孩子的生长和发育。现在来看，米油的营养价值、医疗价值也非常高。

我们治疗一些患有萎缩性胃炎的患者，比如胃黏膜破坏了，胃里的腺体不分泌胃酸了，吃任何东西到胃里都觉得特别刺激、特别难受的患者，就建议他们食用米油。

现在还有一种食用油是专门从小米里提取出来的，就叫米油或黍米油。以前人形容生活贫苦说吃糠咽菜。我小时候干了件蠢事，结果我爸给我蒸俩糠窝窝吃。干了什么蠢事呢？我们家养了鸡，爸妈都上班了，我跟我大妹妹徐文波在家里看鸡食盆空了，就从面柜里捧出一把白面、一把玉米面，放到鸡食盆里，浇一瓢凉水搅和搅和就让鸡吃，鸡不吃，我就按着鸡头让它吃，它还不吃。

结果我爸回来了，一看从面柜到院子里的鸡食盆一路撒的都是面，鸡食盆里也是面，我爸说我浪费粮食。他不惩罚我妹，只惩罚我，先揍了我一顿，晚上就给我蒸了俩糠窝窝吃，让我体会粮食的宝贵。最后被我妈拦下了，没让我吃糠窝窝，我估计糠窝窝我也咽不下去。

7 玉米，对脾胃好，利尿泻肾

有的地方管玉米叫苞米，有的地方叫苞谷，有的地方叫玉蜀黍，都是同一个东西。有一种说法是，玉米大概在明朝从中美洲传入中国，中美洲其实就是印第安人或以前玛雅人居住的地方。玉米确实是当地的一个主粮，在当地考古遗迹发现当地人选种、育种、种植玉米的历史大概有七八千年，所以玛雅文明和印第安文明基本是建立在玉米的基础上的。

根据中国历史的记载，我们考证一下。金元四大家之一李东垣写了《脾胃论》，在战乱的时候，他通过补益脾胃的方法治疗很多疾病，补中益气汤等很多方子都出自他手。

李东垣还写了一本书叫《食物本草》，其中就记载了玉米。他记载，当时人们把玉米叫“玉蜀黍”，蜀是四川的意思，黍就是黄黏米，我们还是习惯用中国人的概念来命名这些外来的食物。他说有的地方叫玉高粱，认为其出自西土，是通过海上丝绸之路或陆上丝绸之路，从西域或欧洲传过来的。李东垣描述了它的样子，特别说了一句“苗腋别出一苞”，就是说它长得直直的，但在叶子和秆交接的地方长出一个苞；“如棕鱼形”，意思是像棕鱼；然后说它“苞上出白须垂垂”，等熟了以后“苞拆子出”，颗颗晶莹剔透，可以炒着吃。所以，这个记载就否定了我们明朝才从西方引种玉米的说法。

按张至顺老道长的分析，玉米的种子是长在腋下或腰上的，不是长在脑袋上，所以我们把它叫土谷。土谷对脾胃有益，但对肾有损泻的作用，所以吃玉米或熬玉米须会利尿，能治疗肾结石。

玉米之所以在中国得到了大面积的播种，是因为玉米的产量太高了，在新疆那种光照时间比较长、土地肥沃的地方，玉米的亩产量能达到 900 千克。小麦和莜麦的产量只是它的四分之一或五分之一。

我小时候食品都定量供应，玉米是我们的主食。现在我们把吃玉米当点缀，但那会儿有的人吃玉米都吃伤了。

玉米怎么做呢？第一，做爆米花，我们到电影院买的爆米花都撒着糖精，只能满足一下口腔的欲望，真是没什么营养。

第二，脱玉米粒磨玉米面，有去皮的和不去皮的，把它捣碎做成棒楂粥。棒楂粥熬出来是金黄色的，跟小米粥的颜色非常像，但棒楂粥比小米粥更容易熟。玉米磨成面以后，主要做玉米饼，就是贴饼子。还有蒸窝头，为什么叫窝窝头？就是把它捏成形。馒头因为发酵以后会胀气，所以容易熟；玉米面没发酵不容易胀气，所以不容易熟。做窝窝头的时候，如果做成实心的，中间就不容易熟，所以要捏个窝。

还有一个最著名的吃法就是钢丝面，在玉米面里掺点儿面粉，因为玉米面的黏合性特别差，蛋白质含量低的食物黏合性都差。通过高温用机器把它压成面条，其实经过压制面条已经熟了，熟了以后就放着，放一段时间以后，面条就变得特别硬。为什么叫钢丝面？就是因为它特别硬。我们再把它重新上笼蒸一下，拌点儿菜汤就可以吃了。我们这代人真是没少吃苦，现在想起来，吃的苦真是都有益于我们的身心健康。

玉米面因为淀粉含量高，蛋白质含量低，所以吃多了以后特别容易促进胃酸分泌。比吃玉米面更易促进胃酸分泌的是吃红薯。很多人看见红薯就反胃，因为小时候没有主粮，就用这种块茎、瓜、菜代替主粮。反胃其实是身体告诉你这个东西吃多了，其他东西吃得不够，营养成分不足，这是身体发出的一个信号。

现在到了富裕的社会，我们接触玉米就比较少了，但我还是建议大家时不时地在饮食中增加点儿玉米，比如说棒楂粥、贴饼子、窝窝头，好处在哪儿？它能比较平和地补脾胃，让脾胃吸收功能增强一些；另外，吃玉米有非常好的利尿、泻肾的作用，能将我们身体里的很多废物排出去。

玉米是密植高产的植物，我在我们诊所的园子里种的玉米，吃起来味道确实不一样。

我给大家推荐一种特别解暑的饮料，就是你摘下来的玉米棒，洗干净，剥去脏的外皮，带着须子放到锅里煮，煮熟以后你拿出玉米啃玉米棒，剩下的水其实就是一种非常甜的饮料，除了能清热止渴、生津以外，还能利尿，排出肾里的结石或其他湿气。

如果更讲究点儿，可以专门到药店买玉米的须子，平时就当茶泡着喝，没什么甜味，也没什么怪味，但确实有效。

我一般推荐有肾结石的患者喝玉米须煮的水，每天就当饮料喝，渴了就喝，然后吞鸡内金磨成的粉，双管齐下。这是治疗肾结石非常好的方法。

现在玉米大多被用作饲料，因为产量高。另一个广泛的用途就是从玉米里提取糖，做各种饮料的添加剂，所以玉米是“无处不在”的。

另外，玉米秆和高粱秆也挺有意思，我小时候没吃过甘蔗，而是把玉米秆折了以后剥皮，嚼里面的肉，也很甜。

8 陈仓米，对脾胃特别虚弱的人好

接下来讲一下陈仓米，陈仓米是有药用价值的。我大学毕业被分配到东直门医院工作，地址为海运仓五号，边上还有南新仓、北新仓，我觉得莫名其妙，后来才知道原来这里有漕运，大运河从通县（今通州区）过来就到了东直门外，外船泊停下来，把南方运来的粮食卸到东直门内的仓库里。

仓库里的粮食放的时间长了以后，被分解、分化，里面的精华、蛋白质流失，最后就留下陈仓米。只要它没生虫、没发生霉变都能吃，这种米的火力比较小，但对那些脾胃特别虚弱，或刚刚经历一场大病，肠道菌群还没有恢复的人特别好。别人把陈仓米都扔了，而我们拿陈仓米治病，帮助患者恢复消化吸收功能，恢复肠道菌群。

我以前讲过，特别虚弱的人连种子的营养都吸收不了，所以我们用长条山药做一味薯蓣饮给他喝，让他逐渐恢复元气，而陈仓米的疗效比长条山药还要好一点儿。

9 薏苡仁，补益脾胃特别好

其实在这些补益脾胃的食物里，还有一种著名的主食叫薏米，也就是薏苡仁。

一方水土养一方人，南方山岚瘴气，湿气特别重，当地人容易得风湿痹痛、关节疼痛，但南方盛产具有清热利湿、利尿功效的薏苡仁，把它炒熟就成了炒薏苡仁。

身处北方，对南方的湿气、湿毒真是体会不了。记得在20世纪80年代初，老山、者阴山对越自卫反击战以后，各大军区部队轮番练兵，解放军指战员都住在猫耳洞里，当时就流行一种病——烂裆，即在大腿内侧、阴囊周围感染湿疹，破溃流水。还不能挠，不能擦，因为只要有摩擦的地方，就有感染和皮损。最后，大家都是赤裸相见，不能着一物。

以前我跟梁冬对话《黄帝内经》的时候，说过烂裆其实就是体内的湿气化解、排泄不出去，外面的湿毒往里入侵导致的病。最简单的治法就是晒裆，趁太阳出来的时候，冲着太阳去晒。还有个办法，就是吃清热利湿、燥湿、渗湿的中药化解湿毒。其中有一种著名的外用的草药叫蛇床子。

之所以名叫蛇床子，据说是因为蛇爱盘在上面纳凉，后来有一个人把蛇床子药用成分提取出来，就做了一种著名的妇科外用药，叫洁尔阴，其实它就是中药。蛇床子要外洗用，最好不内服，它对胃肠黏膜的刺激特别大。

还有一个治疗方法就是在饮食中添加薏苡仁。

伏波将军马援当年打越南（古代叫交趾）时，感受到了湿毒和山岚瘴气后就发现薏苡仁特别好。他得胜班师回朝的时候，拉了两车薏苡仁。他拉薏苡仁被人举报说从越南拉了两车珍珠回来，结果皇帝就派御史去查他，抄他家。他说，我在外面征战多年，你看我的关节都变形了，当地人吃这个能清热利湿、排毒，我就拉了两车回来，虽然长得像珍珠，但其实是米。

《伤寒论》的方子里有很多用到了薏苡仁，温病学的方子里也用到了薏苡仁，都是考虑到它具有清热利湿的作用。

《伤寒论》里有麻杏薏甘汤，《温病条辨》里有三仁汤，还有薏苡竹叶散，这些都是很好的治疗湿病的药物。

下面我说一下薏苡仁的药用价值和食疗价值。《伤寒论》《金匮要略》

的部分方子用薏苡仁来治疗一些风湿病。这个风湿不是我们现在说的类风湿或链球菌感染造成的风湿，而是中医理论认为的身体比较虚，在外面受了风和湿两种邪气的侵蚀，造成身体不舒服，有的就是以疼痛、发烧为表现。

很久之前我就说虚邪贼风，现在许多人对这件事也不在意。有人对着空调吹风，吹的就是强盗风。还有人追求浪漫，在湿地、草地上躺着，结果躺出一身病。

《伤寒论》《金匮要略》里提到的风湿病，患者一身尽疼。疼是阳性的、开放的、尖锐的、灼热的感觉，其实就是一种肌肉、肌腱被侵蚀的感觉。如果再往里，就是往筋骨、骨髓里疼。而且湿病有个特点是发烧，日晡加剧。

晡一般是指下午三点到五点，按正常的十二小时子午流注来算，属于小肠。但按十月历来分，这个阶段正好是长夏。凡是在这个阶段发病，我们就治湿气。

《伤寒论》说这种病是怎么得的呢？“此病伤于汗出当风”，意思是出完汗就去吹风。

我在日本泡温泉时，总看到一些人泡完温泉就对着电风扇吹。泡完温泉，体表还是热的，吹一下没事，就怕毛孔打开以后受风，那真是长驱直入。

出汗以后别吹风、别洗澡，出汗洗澡直接伤肾。如果想让自己肥胖，就多这么干。

我大学毕业留在东直门医院住单身宿舍的时候，那会儿宿舍没空调，天气热，就洗冷水澡，我还算洗得少的。感觉那会儿洗冷水澡以后，就开始发胖了。我大学毕业时60千克，没过几年变成90千克，等于多了半个人，我反思就跟那会儿汗出当风、汗出洗浴有关。

《金匮要略》还说，这种病是“久伤取冷所致也”，就是长时间的积累，比如总喝冷饮、吃冰、喝碳酸饮料。

治疗这种病就用麻杏薏甘汤，由麻黄、炙甘草、薏苡仁、杏仁组成。把它炮制一下，剁得细细的，拿水煮，然后把渣去掉，喝米汤，温服。微微出点儿汗，避开风。吃完这个药，基本上烧会很快退掉，关节疼痛也会消失。

《金匮要略》中用薏苡仁的第二个方子，叫薏苡附子败酱散，是治疗慢性阑尾炎的。后世用大黄牡丹皮汤或治疗急腹症的一些方子，就是采用活血、化瘀、通下的方法。我也用薏苡附子败酱散治疗过几例急性阑尾炎患者，基本上一服药，甚至半服药，患者就停止发烧、疼痛，白数胞计数也正常。

《医宗金鉴》中除了用这个方子治疗腹痛、慢性阑尾炎外，还用它治疗胸痹。胸痹类似现在冠心病、心绞痛的早期状态。《伤寒论》有很多方子能治胸痹，胸痹的病因病机被概括为阳微阴弦，也就是说心脏（臓）的搏动抵不住外面阴寒的凝滞。

治疗胸痹的疼痛或急腹症的腹部隐隐疼痛，既想化脓，但又没有力气化脓，我们用一些辛温、阳性的药，也就是我们用的薏苡附子败酱散。

薏苡附子散和薏苡附子败酱散是两个方子。治疗胸痹，用薏苡附子散，用炮附子加薏苡仁熬粥，其实就是用薏苡仁利湿，用附子温阳、强心。现在西医总结出来就是通过强心、利尿治疗心绞痛的心痛彻背、背痛彻心一瞬间的刺痛。这确实是一个好方子。

薏苡附子败酱散是把薏苡仁和附子，再加败酱草杵成末，然后用水煎着吃，主要治疗肠痈，还有肌肤甲错（皮肤粗糙）。肚皮绷得很紧，按上去还觉得有点儿肿，身上摸不到具体的硬块，也不发烧，我们将它看作是慢性阑尾炎形成的一种痈肿，还没有发。

我们现在检查阑尾炎也是用这种腹诊指征，叫麦氏点的压痛和反跳痛。压上不痛，但是一收手患者就会痛，说明这里面有邪气的聚集，没有痰块、瘀血的聚集。

到了唐朝，孙思邈把薏苡仁的用处扩大了，用来治疗肺痈，就是现在一些细菌感染造成的肺痈，表现为胸痛、咳嗽、吐脓、吐血。他用的方子到现在我还在用，这要感恩我的老师裴永清教授。他最早探索现代人的湿病造成的各种疾病，以千金苇茎汤为底子，化裁，治疗现代人的过敏性哮喘，还有儿童的哮喘，治疗效果非常好。

千金苇茎汤用的全是祛湿的药，比如苇茎，就是芦苇的嫩茎，本身就有很好的利湿效果。薏苡仁加桃仁、冬瓜仁，是治疗肠痈必不可少的方子。但是孙思邈根据肺与大肠相表里的关系，把它用在治疗肺痈上。一般用苇茎两升，薏苡仁半升，加桃仁五十枚和冬瓜仁半升，先煮苇茎，煮出来香气，然后把其他药放进去。患者吃完以后，基本上就能把肺里感染的浓痰、浓液都吐出来，咳嗽、胸痛的症状都能很快得到缓解，本方也非常有利于疮面的愈合和感染的吸收。

判断肺痈的标准是什么？那会儿没有 X 线检查，但可以通过胸腹诊，根据患者的症状来判断，比如咳，发烧，呼吸有点儿困难，出现烦躁和满闷，胸部部分皮肤甲错、瘀血。

到了《温病条辨》，吴鞠通很巧妙地把薏苡仁用在了利湿、清热、排毒的方剂里，比如著名的方子三仁汤，治疗弥漫在三焦里的湿气。

之前厚朴一期王同学的孩子发烧，怎么也不退，我检查完后开了三仁汤。孩子吃完药没过半小时，对他妈说了一句很有意思的话："妈妈，你期待的事要发生了。"他妈说："我期待什么？"他说："你不是一直盼我去解大便吗？可是我没有啊，但现在我有了。"结果到了洗手间，孩子拉出一泡又臭又稀的粪便，烧马上就退了。

三仁汤里的半夏、杏仁治疗上焦，蔻仁温化中焦，薏苡仁利下焦的湿，还有竹叶、厚朴等其他药。这个药看起来很轻灵，药味也不多，但临床疗效好。

现代社会，大家吃瓜果、海鲜等，易导致各种不消化的蛋白质停留在体内，我们要经常熬一些薏苡仁粥喝。尤其是在盛夏，一定要把薏苡仁、土茯苓、五指毛桃当成药食同源的佳品。

10 饴糖，能补益脾胃的漏洞

我以前讲过，补是补漏洞，益是补好漏洞后往锅里加水，这是两个概念。所以补是止损，益是增加，我们现在都把这两个概念混淆了。

补益脾胃，其实第一个就是补漏洞。脾胃虚弱的人主要表现就是吃什么拉什么，中医把这个病叫完谷不化。什么意思呢？吃进去是什么样，拉出来就是什么样。这是很恐怖的，酒肉穿肠过，一点都没变，还有个歇后语叫“吃冰棍拉冰棍——没话（没化）”。

出现这种情况，一方面说明这个人胃肠的温度或阳气不足，不足以把外来阴寒的食物化掉；另一方面说明这个人吸收能力很差，没有办法把吃进的营养变成自己的。

我经常说：“好汉禁不住三泡稀。”有人认为，拉稀怎么了？不就是排出点儿没用的蛋白质吗？其实不是，拉稀是流失自个儿精气的过程。有形的东西出来叫泻，无形的精气神的流失叫泄。

碰到这种情况，大家都知道熬山药粥、小米粥，但它们的力量不太够。我们必须把种子里最精华的东西提取出来，这就用到了著名的饴糖。

饴糖是把种子里的淀粉分解形成的麦芽糖，所以饴糖也是双糖，但它是葡萄糖，里面不存在果糖，特别容易被身体吸收、利用。

饴糖最大的特点就是黏。腊月二十三，糖瓜粘。如果你牙口不好，吃一口关东糖能把牙粘下来。黏的性质，就是我们说的滋补，补漏洞，能把那个窟窿堵上。

现代医学基本上都是输葡萄糖，加点儿盐，真正让人恢复消化、吸收功能的还是中医的办法，让他自己吃，把窟窿堵住，然后开始培养出自己的肠道菌群，增强消化、吸收的能力，最后让它回归自然。

《伤寒论》里边有个著名的方子叫小建中汤，就是桂枝汤加芍药，加了饴糖，治疗虚劳病。“虚劳里急，悸，衄，腹中痛，梦失精”，真是失精加虚损到了极点，吃什么拉什么，还脸红、心慌、发烧。

这种情况下，就以桂枝汤为底子，加上芍药的加倍酸敛、饴糖的滋补，让他先恢复脾胃功能。我在临床中经常见到这样的人，有的是女性多次流产以后出现了这种情况，还有的是男性频繁手淫导致这种情况，最后造成精、气、神的全面衰败。

他们有些特点：第一，身上有一种怪味；第二，眼神躲闪，不能跟人接触，表现出虚怯的状态。如果直接给他补肾、填精增长脑髓，效果都不明显，必须得先补脾土。

小建中汤主要是治疗腹痛的，这个腹痛就是寒性的腹痛，或者是虚到一定程度。

在《伤寒论》里提到小建中汤的运用，主要是发现这个人有伤寒的感染病史，当时出现的脉比较涩，而且绷得很紧，“阳脉涩，阴脉弦”，肚子急性发作绞痛。有的是持续不断的，有的是一阵一阵的。这时就观察他的舌苔，结合他的脉象和症状，给他用小建中汤。

还有一种情况是总心慌，不自觉地觉得心跳加速，这叫心悸。其实是劳损过度、透支，这时候也用小建中汤。

《金匮要略》里提到小建中汤主要治疗虚劳病，什么叫虚劳？大家记住，你干活的时候，没有气的铺垫或没有津液来降温、润滑，就叫干磨。比如你拿砂轮打磨刀具，边上一定得有水枪滋着，不然产生的热你就受不了；再比如你骑自行车，车胎一定要有气，不然车轮就受不了。

因此我给虚劳的定义是，在没气和津液滋润的情况下，过度使用自己的身体，最后把自己“磨”坏了。虚劳还有个特点，你干活累了，躺在那儿可以理解；你啥也没干就累成那样，咋回事？这种虚劳就是你看不见它在消耗自己，其实就是脑子使用过度，总在动情或动性，在脑子里面“意淫”，想象一种画面，这种消耗真的很大。

现在有各种资讯、影像、游戏，导致很多人都有虚劳病。虚劳病会出现腹痛，有些虚劳病伴有手淫遗精，动不动里急，要去上厕所，上厕所的同时腹中疼痛。还有人梦遗，四肢酸疼，反而表现出好像是阴虚火旺的症状，手足烦热，咽干口燥，这是假象。这时要给他吃小建中汤。

《金匮要略》在妇人篇里讲女性肚子疼，最好吃小建中汤。肚子疼包括很多情况，比较常见的是痛经或排卵期的疼痛。掌握了这些，如果身边的女性再肚子疼，你就不会说多喝开水、红糖水，而是会建议她来个小建中汤。其中的芍药要加倍，为什么？芍药有缓急止痛的作用。《伤寒论》还用芍药甘草汤治疗各种疼痛。

桂枝汤本身也是一个药食同源的方子，里面的东西基本在厨房都能找到。肉桂能找到吧，生姜能找到吧，酸的芍药可能找不到，弄点儿醋代替也可以。芍药加倍，3 两变 6 两，先熬，比如放了 7 碗水，煮成 3 碗水的时候去掉渣子，把饴糖放进去，小火让饴糖在药液里溶化。

大家记住这个方子，记住饴糖对脾胃的滋补作用。

有小建中汤，有没有大建中汤？当然有。大建中汤用来治疗更为严重、剧烈、急性的腹痛。

《金匮要略》里提到疼痛主要表现为“心胸中，大寒痛，呕不能饮食”，吃什么吐什么，喝水都吐，一摸肚子“腹中寒”。一个人在病危将死的时候，腹主动脉的搏动会变得特别剧烈。所以肚子冰凉的同时，还能看到脐周的动静，甚至能看到肚皮在跳动。而且看到胃肠亢奋、亢进地蠕动，觉得里面好像有蛇和虫子。上下胸部和腹部疼痛难忍，这时就用大建中汤。

大建中汤不用桂枝汤，用的是蜀椒，就是四川的青麻花椒。咱们现在吃的各种火锅、毛血旺、麻辣烫，其实都是在吃大建中汤。这倒也对，整天吹空调、喝冷饮，然后吃麻辣烫，不知不觉地把病治好了。大建中汤里还用干姜。张至顺老道长在山上问我："徐大夫这么有名，你知道干姜是怎么做的吗？"我说："不是生姜烤干了吗？"张至顺老道长把我训了一顿，说姜是老的辣，必须3年以上生长期的老姜才能烤干做干姜。

大建中汤里还有人参，大家记住，《伤寒论》里的人参其实是党参，它的味道是甜的。比如用四大碗水把这三味药先煎了，剩两碗，然后把渣去掉，再弄一大碗饴糖（《伤寒论》叫胶饴，就是像胶水一样的饴糖），让它浓缩，浓缩剩一碗半的时候把它分成两份。你看喝的量，就比小建中汤大，而且浓度高。

它特别强调喝完药以后还要喝粥两升，这个粥就是前面介绍的稷子或糜子熬的粥，最能帮助消化。然后盖上被子保温，直到身上的寒气散出来。

还有一些更加温暖的驱寒、滋补脾胃的药物。为了保护胃黏膜，《伤寒论》里用了白蜜，其实就是天然、纯正的蜂蜜。蜂蜜是纯天然的产品，其主要成分是蔗糖，因为蔗糖的一半是果糖，所以它比饴糖的效果还是差一点儿，但聊胜于无。在脾胃需要滋养的时候，使用蜜蜂采的蜂蜜，还是比使用其他食物滋补的效果要好一些。

第 2 章

血肉有情之品：牛肉、带鱼、鲫鱼、鳝鱼、泥鳅

牛肉有什么特点呢？比较温和，不像鸡肉那么燥烈，也不像猪肉那么寒，从性质来讲它偏温、偏中。不同于羊肉膻、猪肉骚（没阉过的猪），牛肉比较平和，所以历朝历代都认为牛肉可平补脾胃。

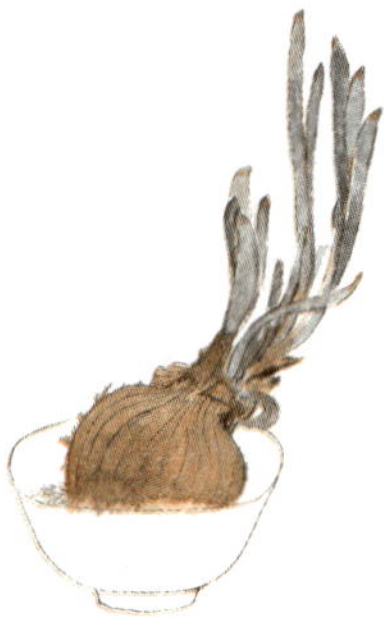

1 牛肉不像鸡肉那么燥烈，也不像猪肉那么寒

“五畜为益”：牛肉平补脾胃

我们常说“五畜为益”，最有营养的肯定是牛肉。牛肉有什么特点呢？比较温和，不像鸡肉那么燥烈，也不像猪肉那么寒，从性质来讲它偏温、偏中。不同于羊肉膻、猪肉骚（没阉过的猪），牛肉比较平和，所以历朝历代都认为牛肉可平补脾胃。

但中国是一个农耕文明的大国，历来不允许杀耕牛。《水浒传》里梁山好汉到了打尖儿住店的时候，让店家切几斤牛肉，很奇怪，通篇没见过猪。为啥？写书的时候是明朝，明朝的皇帝姓朱，所以如果说吃猪肉，就犯了忌讳，只好把猪肉改成牛肉。但其实古人吃的五畜里，牛、羊、猪都有，还有鹿肉、狗肉。所以，古代还是有供食用的牛肉的。

现代社会吃牛肉就普遍了，最早是涮锅吃，我发现牛肉居然也能涮着吃，原来都只是涮羊肉。大规模的农业机械化以后，机器替代了畜力，诞生了养殖业。养殖牛有奶牛，也有肉牛，所以吃牛肉不应该有任何心理障碍，因为我们吃的不是耕牛。

牛肉的吃法很多，最常见的是炖牛肉、烧牛肉、酱牛肉。酱牛肉一般都是用牛腿的腱子肉，通过酱制的方法把它煨得透透的，特别酥烂，然后放凉了切片吃。

以前牛肉的质量也好，嚼一片满口生香；现在的牛很多都是过度用饲料喂养的，味道就差很多。很多人看我总吃驴肉，因为规模化养殖的驴不

多，还是散养的居多，驴肉带一种香味。

牛肉有最离谱的一种吃法。之前有一些韩国来的留学生请我到韩国餐馆吃饭，居然上了一盘生牛肉，浇上各种辣椒汁凉拌着生吃。我尝了一口就吐了，还是得做熟了吃。

现在西餐逐渐在影响中国人的饮食习惯，中国人也开始吃牛排。什么叫牛排？就是牛的肋骨条上带的肉。我们也吃羊排、猪排。什么叫排？很多人都不知道，排骨就是肋骨。鸡排叫鸡肋，食之无味，弃之可惜。东北烤鸡架也叫鸡排，还有鸭架。

到西餐馆点煎牛排，人家问你几分熟，一般都是五分熟，讲究点儿的七分熟。有一次我的一个学生郭同学请我吃牛排，人家问："牛排要几分熟？"郭同学说："要一分熟。"我说："怎么要一分熟，那不得带着血？"他说："你点一分熟，厨子知道来了吃客，所以他会煎得很用心。等牛排端上来的时候，如果切出血水了，就可以退掉。"后来还真是，牛排煎得很嫩。

我们经常说吃手抓羊肉，羊肉冷水下锅以后，基本煮半小时，肉就熟了。如果没出锅接着煮，肉又会变硬。这时还要等一个半小时，加起来就是两个小时，才能吃到又变软烂的羊肉，所以羊肉有一种说法叫两熟。

牛肉也是这样。我们平时说的"牛头不烂，多费些柴炭"，就是说它煮的时间要长，而且要慢火，最好用砂锅、瓦罐炖，铁锅就差点儿。现在还有用高压锅炖的，这个做法我比较反对。高压锅炖完以后的牛肉好像被人一拳打烂的，嚼起来肉是烂了，但没有弹性。我还是推荐用传统的方法把它炖熟。

还有涮肥牛的吃法，如果牛肉里带点儿肥肉或肌腱，就会更好吃。还有人专门吃牛蹄筋、牛膝盖骨、牛大骨，吃牛大骨倒不是为了吃肉，而是为了敲开以后吃里面的牛骨髓。

牛黄是苦味药里最好的药

重庆人把牛用到了极致，一般用牛油炒辣椒，炒火锅的调料。另外涮的时候，主要吃百叶，百叶其实就是牛的胃。牛、羊、骆驼都是反刍性的食草动物，一般有 4 个胃，把草料吃到肚子里，先自个儿把食物占有了，然后就卧在那儿，不停地把吃进胃里的草料倒在嘴里嚼，嚼完以后咽进去再进下一个胃。

其实从食草动物有 4 个胃就可以看出，素食是不好消化的。人没有 4 个胃，总是吃草食性的食物，时间长了会导致营养不良。

还有人涮黄喉。黄喉是什么？不是牛的喉咙，而是牛的主动脉弓。它非常有韧性，有嚼头。还有牛舌，烤牛舌也是美味。

我特别强调一点，牛身上能产生一种非常好的中药，叫牛黄。牛黄是什么？其实就是牛的胆里出现了结石，人工把它剥开以后取出。大家都知道胆汁是苦的、寒的，用来提供一种溶液，帮助消化食物，而且它是偏碱性的，能破坏食物里的纤维。

当人的胆汁分泌不足，出现各种怪病的时候，我们给他用点儿苦的药，或替代胆汁的药，比如蛇胆、牛黄，能治疗一些高热的疾病，以及惊厥、抽搐、抽风。我们说热入心包、热入脑室，牛黄是我认为的苦味药里最好的药。现在能人工合成一些牛黄，但真正好的牛黄是很贵的，安宫牛黄丸、至宝丹都会用到这味药。

我记得小时候，我妈的患者送给她一个牛的苦胆，很大个儿，比拳头还大。我妈把它打开口以后，往里装小米，装满以后小米就把胆汁全吸收了。吸收进去以后，把胆剖开，把小米取出来（已经变成黄绿色了），然后把它碾成粉作为牛黄的替代品，治疗一些小儿惊风的疾病。这是老太太传给我的。

另外，我们以前用犀牛角治疗一些热病、惊厥病，犀牛成为保护动物以后，就用水牛角来替代，效果会差一点儿，但我临床也用过，事实证明是有用的。

关于牛，现在炒作日本人吃的和牛，是喝着啤酒、听着音乐长大的。我到日本尝过，确实很贵，但那个雪花牛肉其实跟脂肪肝差不多，是一种病态，就像鹅肝其实就是鹅肿大的肝。雪花牛肉其实有点儿像碳酸饮料喝到人的肚子里以后，身体里会出现一种虚囊状的气泡，脂肪是包裹虚囊状气泡的，就造成红色的肌肉里有了白色的脂肪粒。这对牛来说是一件痛苦的事，对人来说是炒作。

日本人为什么会营销，而且农产品价格那么贵，大家还得接受？因为日本在二战后成立日本农业协同组合，垄断价格，垄断市场，操纵选举。日本有 1.24 亿人，大概三分之一到一半是农民，这些人的选票决定了政坛的更迭，所以造成日本农产品的价格特别高。当然日本有的东西确实挺好吃，但不能否认里面有一些炒作因素。

由于中国的选种和育种特点，加上我们一般是等耕牛老了以后才把它宰杀，造成我们吃的牛肉特别柴、特别硬，而且不好消化。以前我跟梁冬对话《黄帝内经》的时候，说过最好的补益脾胃的方法，其实是炖牛肉，喝牛肉汤，再盛一碗小米干饭浇牛肉汁吃。

大病初愈或身体羸弱的人进食，第一步应先吃块茎类的东西，可以把长条山药煮成粥或水，只要渴了就喝，这时最好消化吸收，而且最好培养肠道菌群。喝一段时间以后，就想吃点儿五谷类的东西，这时就熬碗小米粥或糜子粥，加点儿盐。

我前段时间治疗一个老太太，老太太一天要拉十几次。最后我跟她说："你回家熬山药水，加点儿盐，慢慢就止住了。"如果肠道菌群没有恢复，泻是永远止不住的。

在这个基础上，可以再吃点儿小米干饭。这时就有点儿吃肉的欲望了，往小米干饭上浇一点儿牛肉汤，这么吃，你的身体会逐渐变得强壮。

牛肉汤放的时间长了，会变成肉冻，其实就是中药黄明胶。大家现在都知道阿胶补血、止血、美容、养颜，慈禧太后都吃阿胶，其实阿胶最早就是用食草动物的皮熬的。是什么动物无所谓，但有很多记载说阿胶是用牛皮熬的。

胶有什么作用？饴糖能补漏洞、止泻，比饴糖更高级的补漏洞、止泻的东西就是黄明胶。所以我们治疗虚损的患者，会让他逐渐加一些黄明胶吃。

牛奶好与不好，要看给谁用

说牛肉就不能不提到牛奶。牛奶叫滋，而且对身体有点儿益处。古人把牛奶当药喝，所以在身体特别虚弱，吸收不了其他食物的时候，就会煮点儿牛奶喝。但从来没说让你天天喝，既然把牛奶当作药，就不能天天吃药，是不是这么个道理？

如果一个人的胃黏膜基本上都脱落了、干枯了，没有任何胃液的分泌，这时就给他喝牛奶；如果一个人痰特别多，舌苔特别厚，身体还特别肥胖，动不动拉肚子，给他喝牛奶就是作病。所以，我从来都不说牛奶好与不好，它有它的适应证，有它的特点，特点到底变成优点还是缺点，要看你给谁用。

2 对脾胃有滋补作用的鱼

带鱼，补脾胃的

下面再介绍几种对脾胃有滋补作用的鱼类。

海鱼基本上都鲜美，补心、补气。我妈的老师马衡枢先生告诉我妈，我妈又告诉我："海里有一种鱼不是补心的，是补脾胃的。"这是什么鱼？带鱼。

我这个年龄的人基本上童年记忆就是吃冻带鱼，而且不知道冻了多少年，远洋捕捞，弄回来硬邦邦的。很多人的童年阴影就是他爸急了，捡起冻带鱼抽他。

因为带鱼是深海鱼，出水就死，不好存活。我住的汤河原的海产品小超市里，能买到比较新鲜的带鱼，绝对不能红烧，清蒸特别好。

有一种说法，带鱼又叫刀鱼，因为它的身体长得像一把刀。而且特别有意思，日本人不大爱吃带鱼。

我开始也很奇怪，因为我每次带着我老婆去超市里买海产品，品种都不全，所以就到海鲜专卖店去买。卖货的人不知道我是谁，但看我很专业的样子，就问我老婆："你老公是从事什么职业的？"她说："我老公是大夫。"店主说："我怎么看他像个厨子？"

我就在那儿挑带鱼，既然他们不怎么爱吃，价格就不是很贵。我后来问他们为什么不爱吃带鱼，他们说日本的海产品太丰富了，比带鱼刺少、肉多、好做的鱼太多了。他们不吃带鱼的原因是他们不会做。

我爸做带鱼做得特别好，我从小就吃带鱼。而且只要吃一回带鱼，学会吐刺的技巧，以后刺对你来说根本不是障碍。很简单，拿出一块带鱼，先咬两边，有一边的刺能咬下来，有一边的刺咬不下来，没关系，咬下来刺的那边，啃着全是肉。

后来我们到南方发现一个问题——上海人斜着切带鱼，马未都对这件事深恶痛绝。我们是切正方形、长方形，上海人切菱形。为什么？因为显得大。这带来的问题是，会把一半的刺切断，所以吃菱形边带鱼的时候，要小心鱼刺。

我一直在研究带鱼为什么补脾胃，发现了一个基本的规律，大概无鳞鱼和有鳞鱼的归经是不一样的，可能无鳞鱼跟人的亲戚关系近一点儿？

鲫鱼汤，专门利尿、消水肿

讲完了带鱼，下面说一下著名的鲫鱼。鲫鱼是我们中国人常吃的一种淡水鱼。

鲫鱼的特点是什么？每条不超过 250 克。因为鲫鱼小，就符合我说的那个理论——鱼越小越好吃。

鲫鱼一般都是用来做汤，而且我们把用鲫鱼炖的汤当药用，专门用来利尿、消水肿，这就看出了它的特点——补脾胃。它的下个作用是什么？补脾就泻肾。所以身体里水湿停留特别多的时候，就炖鲫鱼汤喝，然后放点儿萝卜丝。

可以把两条鲫鱼专门用油煎了以后剁成泥熬汤，然后把另外两条鲫鱼用油炸以后放进去，这样喝的汤是前两条鲫鱼贡献的鲫鱼汤，吃的鲫鱼肉香是后两条鲫鱼贡献的，这样人生就完美了。

补益脾胃的河鲜——鳝鱼

下面我说一个补益脾胃的河鲜——鳝鱼。鳝鱼有两种，一种叫白鳝，一种叫黄鳝，我主要说黄鳝，白鳝其实就是鳗鱼。

我最早了解鳝鱼还是当药用。面瘫了以后，赶紧杀条鳝鱼弄出血，把鳝鱼血抹在瘫了的那侧脸上，别往正常的那侧脸上抹。人面瘫以后会有两种表现，开始是瘫了的那侧没劲，脸往正常的那侧歪，到后期如果不治疗，瘫了的那侧开始痉挛，痉挛以后就开始抽抽儿，这时脸会往瘫的那侧歪。

面瘫一般都是早晨刷牙的时候突然嘴角漏水，照镜子发现一只眼睛闭不上了，这时应赶紧找中医扎针，再买一条鳝鱼，抹鳝鱼血。

鳝鱼在南方是一道响亮的菜，响油鳝糊，还有鳝鱼做的面。鳝鱼在暑天是一种非常好的食材，能补益我们的脾胃。

泥鳅，滋补脾胃、破坚消积、利尿

最后，我说一下著名的泥鳅。一听它的名字，我们就知道它能补益脾胃，为什么？因为带个“泥”。中医是拿黄土治病的，以前把柴火灶里烧黄的黄土叫灶心土，可以治疗腹泻严重的患者。现代科学解释不了里面含有多少微量元素或能量层面的东西。

我最早接触泥鳅，是把它当药，治疗一些瘀血、癥瘕积聚，它能破坚消积，而且还能利尿。

后来听到一个关于人们做豆腐泥鳅的传闻，我感觉很残忍。弄一锅凉水，放一块老豆腐、七八条泥鳅，然后底下烧火。泥鳅感觉热就会钻到冷豆腐里，最后豆腐熟了，泥鳅也熟了。这个故事就是噱头，很不靠谱。吃泥鳅不清理一下吗？不破开腹把内脏往外掏吗？它在泥里吃了多少脏东西，然后和着豆腐就吃进去了？

泥鳅是很好的食材，最早是救荒的，老百姓没吃的就捉几条泥鳅吃。但它确实有很好的滋补脾胃和利尿的效果。

第3章

姜：芳香化湿的鼻祖

湿为阴邪，易伤阳气，而且它有个特点是缠绵不愈。假如你受寒了，喝一服麻黄汤、桂枝汤，哗一下出身大汗，霍然而愈，第二天满血复活。但你受了湿邪以后，病治不好。它表现出来的是对肌肉的侵犯，是酸痛或浑身酸懒，头上像裹了一圈湿布一样，无精打采。而且湿邪还有一个特点，身体里所有分泌的液体都是混浊、黏腻的。

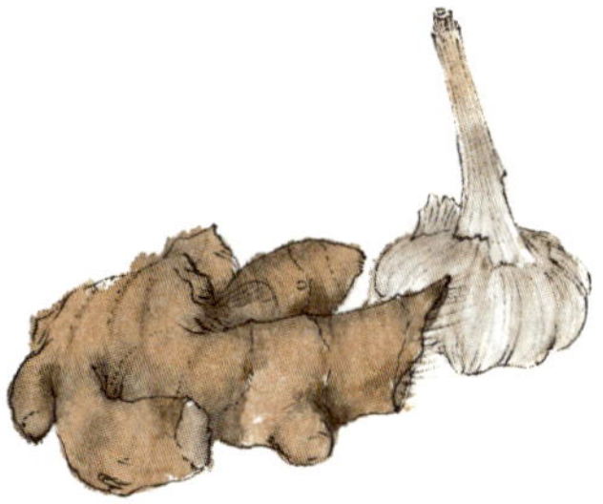

1 湿气缠绵不愈、下流，对人体的伤害是最大的

湿邪是中医特有的一个概念，西医传到中国以后，偷了我们大量的中医词汇套在他们身上。比如湿疹，中医有湿疹，西医也有湿疹，但中医的湿疹肯定是黏黏糊糊、稀稀烂烂的，有渗出、瘙痒。

西医把湿疹这个名字偷走以后翻译，就出现了很奇怪的名字，叫“干性湿疹”，所以，大家学习中医、西医的时候，一定要分清楚我们的概念是不一样的。

另外，中医的心不是 heart，而是形而上的一种概念。

我们的六脏（臟）六腑只有一个脏（臟）不带肉字旁，只要带肉字旁的都是有形有质的，你看“胃”字的底下是月，代表肉，肝、肾、心胞也都带肉字旁，只有一个脏（臟）不带，就是心。所以中医的心应该翻译成灵魂层面上的东西，是形而上的东西。中医为什么既有心胞，又有心？其实心胞跟西医讲的心脏（臟）是相对应的，是肉质的东西。

湿邪不是大家理解的湿，为什么？中医讲治病是超越物质之上，要看到它背后的能量。旗子在飘，谁让旗子飘？风让旗子飘，风动幡动，我们要找到背后推动它的能量。

能量背后就是我们说的更形而上的东西，所以我跟大家讲，不要拿机械唯物主义的概念理解中医，一说五行的木就认为是木头。不对，它是活的，是绿的，代表一种气。推动春天万物生发的气，我们叫木；秋天万物萧瑟，肃杀、凄凉的气，我们叫金；冬天的水指的是让水结成冰的能量。

大家想，中医讲六种致病因素叫六淫，淫本身是过分的意思，所以我们叫六淫邪气。记住是气，这六个邪气是什么？风、寒、暑、湿、燥、

火。风里有虫子，虽然你看不见，但你知道空气在流动，有贼风、狂风、微风，它代表一种推动的能量。受风了，打个喷嚏把寒气打出来了，这都是讲风。风在身体里会窜来窜去，让身体比较痒，这叫“善行而数变”。

风会导致身体出现一些抽搐、震颤，比如小孩子挤眉弄眼、帕金森病的颤，背后推动它的能量就是风。

寒就不用说了，是一股凉气，拿体温表是测不出来的。温度是一样的，湿度也一样，但你进地窖里和在屋子里的感觉是不一样的，背后有一种能量笼罩着。进来以后一下就凉了，空气一下就冷了，我们叫寒气。

暑不用说了，热射病其实就是中暑了。热射病揭示了一件事，这个病无关细菌、病毒，它是一种能量，能把人干倒。

中医治疗热射病也是有办法的，第一个就是在大椎揪痧、刮痧，第二个就是采取放血的办法，因为热射病的热毒进得很快。另外一定要吃一些辛凉的、苦寒的中药，把热毒透出来，这时人的身上会出现一片疹子，这样身体才会好。

湿排第四位，首先它的性质是阴的，是一种蔫儿坏的东西，它不像寒邪那么直接，而是默默地消耗你。湿为阴邪，易伤阳气，而且它有个特点是缠绵不愈。假如你受寒了，喝一服麻黄汤、桂枝汤，哗一下出身大汗，霍然而愈，第二天满血复活。但你受了湿邪以后，病治不好。它表现出来的是对肌肉的侵犯，是酸痛或浑身酸懒，头上像裹了一圈湿布一样，无精打采。而且湿邪还有一个特点，身体里所有分泌的液体都是混浊、黏腻的。

湿邪重的人眼睛流的是眼屎，甚至早晨起来能把眼睛糊上，睁不开眼，还得弄点儿水把眼睛洗开。鼻涕不用说了，也是那种黏稠的、腥臭的。有的人说流清鼻涕、流鼻水，那不是湿气，是什么邪？就是寒邪加湿，空气中的湿气凝固以后就会变成水，变成寒饮、寒痰，或者叫寒水。

湿还有一个特点叫湿性下流。什么叫下流？就是容易引起人体下部糜烂和感染，所以有前面提到的脚气病、猫耳洞烂裆，湿气就容易往那聚，阳气旺的地方不会有。阳气特别足的地方会把湿蒸腾出去，变成气，就散了。

南极是特别冷的地方，但南极的湿度是最低的，为什么？因为空气中的水蒸气全部被冻成小冰碴，变成有形的东西坠下去了。所以，特别热或特别寒的地方不会有湿邪存在，在热和凉交汇、纠缠在一起的地方，湿邪最容易出现。

我们中医观察到，湿邪是一种独立存在的、邪恶的能量，一旦人感受到它，身体就会出现相应的病症或严重的病痛。

很多人谈恋爱喜欢到草地上坐着，且不说草地里有什么跳蚤、蚊子，草地本身的湿气就让你受不了。我治过一个非常典型的患者，是我中学同学的外甥女。她父母偷偷生了一个儿子，结果女孩子就不愿意了，离家出走。跑到石家庄以后她做了一个“违背祖宗”的决定，晚上睡不着，就在地上泼上水，铺上竹席睡了一晚上。第二天她就开始发烧，吃什么解表药、发汗药，打什么消炎药，烧根本就不退，越治越厉害，而且伴有浑身肌肉的酸痛。

后来到北京某家医院去检查，确诊为免疫系统疾病——红斑狼疮，自身免疫系统的细胞攻击自身的组织，就这样定性了。怎么治？打激素，然后吃各种生物制剂。

后来这位同学找到我说：“你得帮帮我。”我一检查，说：“第一，孩子抑郁了，心里极其不痛快；第二，孩子受了湿毒。”说完孩子就哭了。抑郁是因为父母没经过她同意就生了个弟弟。

我说孩子受了湿气是摸出来的。湿气重的人，你摸她的身体都觉得往外渗的不是汗，是汗的话就叫水湿。后来我给她用中医的方法治，很快她就退烧了，然后我再治她的抑郁。

最后发烧和抑郁都治好以后，家长再带孩子到医院检查，红斑狼疮相关指标恢复正常了。

大家一般认为有湿气好像没事，其实它对人体的伤害是最大的。我在各种场合说不给病毒以生存的条件，就是身体里不要有湿气，尤其是我们治疗温病，后来专门发展出一个新的学科叫“湿温”。湿温病是既有湿气又有热邪，交织在一起，这个病是最难治的。但难治是因为不会治，真正学了治温病的方法以后，就知道这个病是能治的，而且用中医的方法治疗见效很快，效果也很好。

我们用芳香化湿，很多本身就带有很香的气和味的食材和药材，可以把体内吃进去的湿化掉，这些芳香食材和药材大多偏辛温，也有辛凉的。它的香味、香气是很重要的。

2 芳香化湿的药物：老姜、仔姜

下面介绍一些芳香化湿的药物。

我们平时总说厨房就是药房，其实在我们中国人的烹饪材料中，有很多化湿的药材和食材。用现代科学的方法分析一下，芳香化湿的药材按现在植物学分类的方法，其实都属于姜科。姜科上面还有姜目，下面则有姜属。姜科居多，因为姜科上面还有其他目，不属于姜目，但里面也有姜科。所以，我们说姜是芳香化湿的鼻祖，一点儿不为过。

姜科植物有什么特点？第一，它是多年生的草本植物，会长好几茬。我在日本时尝试过种姜，成熟后有的就不收，留着明年作为宿根，继续生长。

有一句话叫“姜是老的辣”，老姜就是多年生姜留下的块茎，用它来做药材，效果就会更好。

中药经常用的干姜，是老姜或姜母，南方人做的姜母鸭，这个姜母就不是仔姜。

有一种食材叫仔姜，有用仔姜做的泡菜，也有用仔姜直接做的菜，比如做姜丝炒肉就不能用老姜，老姜的纤维比较粗、比较硬。

我们现在写的“姜”字其实是黄帝传下来的，姓是“女生”，带女字旁的姓里的其中一个。黄帝传下来的带女字旁的姓有十几个，第一个就是他本身用的姬姓，姬姓、尧姓、姜姓、嬴姓都是古代母系社会遗留下来的，那时候人们只知其母，不知其父。

下面我说一下生姜。伊尹是个厨子，用很多食材做药材。《伤寒论》里的方子基本上都有姜，比如桂枝汤里就有生姜，小柴胡汤里也有生姜，理中丸、理中汤里有干姜。姜和枣的搭配基本上是照顾脾胃虚寒或实寒的人，只要是脾胃寒，就离不开姜。

之前我说过，中药炮制也会用到干姜，选用 3 年以上生长期的老姜块，想让干姜再热一点儿，就把它隔着石头和沙子在火上炮一遍，这么做出来的姜叫炮姜。如果在炮的过程中把它完全炒黑了，就叫炮姜炭，是一种温性的止血药。还有一种使用生姜的方法，就是用生姜皮配合其他利水的药，比如茯苓、猪苓等，以起到利尿的作用。

有人说生姜皮偏凉，而生姜偏温，所以有些人做菜的时候会把生姜皮刮掉。生姜第一次出现在本草或药物学专著上，是在陶弘景的《名医别录》里。我们都知道《神农本草经》是远古人写的，里面有 365 种药。到了南朝齐、梁的时候，中医界出了一个大帅哥，这个历史性的人物叫陶弘景，他本身修行很高，中医造诣也很深，同时还是山中宰相，指导梁武帝治理国家。陶弘景写了一本书叫《名医别录》，他把本草记载的量扩展了一倍，变成 730 味药，其中就记载了生姜。

在书里，他说：“生姜，味辛，微温。”我们现在吃的生姜都水了吧唧的，只能叫微温，嚼个干姜试试，那就不一样，那是辛热。生姜“主伤寒头痛鼻塞，咳逆上气，止呕吐”，对它的性味归经总结得非常好。特别是止呕吐，老百姓都深有体会，吃东西不合适了，呕吐，腹泻，一摸肚子是冰凉的，这时喝碗姜汤马上就能缓解。

我年轻时胃比较寒，那会儿跟着大家一起喝绿茶，一喝胃就疼。胃疼的时候，赶紧找块姜嚼一嚼，嚼完马上就舒服了，有时喝一口黄酒或白酒也能缓解。

另外，《金匮要略》里记载了生姜还能解毒，就是我们说的寒湿这种毒。吃鱼蟹以后出现呕吐、腹泻，紫苏就能解鱼蟹毒，生姜更能解。生姜还是一种特别好的平衡药物毒性的药，能解半夏、天南星的毒。它还能制约附子的毒性，附子理中丸里就能看到附子和生姜的配伍。

有一次我带着厚朴三期的同学到四川虹口游学，一边爬山，一边认药，一边采药，当时就采了一棵特别大的天南星。有个学生想学神农尝一下药，抠下一块就尝，尝完以后跟触电一样，整个口腔、咽喉是被电击灼伤的那种感觉，说不出话了。

我一问，他就指指画画说吃这个了，那会儿已经到了一个农家乐的地方休息，我赶紧叫人到厨房要了块姜，让他赶紧嚼了，嚼完以后姜汁入喉，他马上就能说出话了。

有一种炮制好的中药叫姜半夏，抑制了半夏的部分毒性，但不能抑制太过，否则没有毒也没有效，这是我们的亲身体验。

《金匮要略》中说，半夏、生姜合起来治疗呕逆、呕吐的效果会更好，还能促进脾胃的运化，增进食欲。

3 千万不要把生姜放冰箱里

如果你受了寒，可能以为冲个热水澡就罢了。其实冲热水澡是把寒气闭在里面了，冲后是表面热，寒气根本就没出来，所以应该由内而外地把寒气或湿气顶出去。这时普通老百姓都知道赶紧熬一碗姜汤喝，用生姜切片、切丝熬出来的汤，然后加点儿红糖，这就是以辛为君，以甘为反佐。人喝进去以后身上热乎乎的，然后出点儿汗。有人说能不能喝一碗高度白酒，这又过了，高度白酒是直接入血的，不入脾胃，也不会走表。

老百姓的生活就是这么简单。我记得看过一个国外电影演员的采访，说电影《泰坦尼克号》的女主角因为拍摄需要，在冷水里泡了很久，然后得了低体温症，意思就是她被冻着了，寒气一直没出来，西医也没办法。

我讲过冻柿子解冻的方法，不是拿热水或开水去激它，不然皮烂了，里面还是冻的。冻柿子解冻就是把冻柿子放在低温的水里（低温但还没结冰），就在里面泡，这时水凝结成冰，释放出热量，把柿子里的冰化开，就像置换一样，老百姓很形象地形容这叫“拔出来”。所以，我们治疗冻伤的人，通常是直接拿雪搓他的身体，给他搓热。

可以用刮痧的方法，但不能用艾灸的方法。艾灸等于拿开水烫冻柿子，而刮痧就是引他自己的阳气过来，然后随着刮痧板的刮动，让气血进入身体的表层，把寒气驱出去。

我治过很多久病的患者，经过刮痧一刮开，好像屋里开了冰箱门，整个屋子都凉了，屋子凉了，患者就热乎了。如果在这种情况下，再给他吃桂枝汤（桂枝、肉桂也是调料），放点儿生姜，放点儿甜的，同时给他刮痧，或者给他搓一下、按摩一下，这个人就能好。

其实扎针的效果也好，扎针的时候沿着针柄往外飕飕冒凉风的也很常见。

另外，我说一下生姜的保存，我们现在都有冰箱，生姜买回来就放到冷藏室，其实并不是很好，姜冻的时间长了就会溃烂。只有冻成硬棍的葱，解冻以后还跟原来一样。

小时候我妈教我，家里备一个养花的沙土小花盆，只要姜买回来后暂时不用，就把沙土浇湿润一些，不用太潮，把姜埋在里面，让它保持一种生命状态，什么时候用就什么时候拿出来，千万不要放冰箱里。

如果家里没花盆，就把纸巾或厨房用的比较厚的大幅纸巾弄湿，不要太湿，裹在生姜外面，放在一个阴凉的地方，这也是一个很好的储存方法。

4 小黄姜，我吃过最好的姜

下面我说一下平时吃的其他姜。

我认为最好的姜是来自云南或贵州的小黄姜。贵州的陈同学给我寄过一箱小黄姜，我觉得真好，个头不大，颜色微黄，吃后有辛辣通达全身的感觉，真是我们现在吃的水了吧唧的生姜无法相比的。

它也是姜科植物，但有一个学名，叫舞花姜，就是跳舞的花，因为它开花特别漂亮，特别像跳舞的舞娘。这种姜只能生长在中国的南部和印度，海拔比较高的地方，它的特点是耐寒不耐热。很奇怪，那么热性的东西长在那么阴寒的地方。

5 干姜，治更寒、更冷、更疼痛的病症

在《伤寒论》里干姜的使用也很多，它治疗更寒、更冷、更疼痛的病症。四逆汤、小青龙汤里都有干姜，尤其在小青龙汤里，桂枝、干姜、细辛、五味子这几个是绝配。现在说治疗形寒饮冷，有很多寒痰冷饮停在肺里，这些人不停地咳喘，变成一种慢性哮喘，其实就是肺里冷凝的痰饮没出来，这时用干姜是一种非常好的方法。

四逆汤不用说了，四逆汤用的是生附子、干姜、炙甘草。治疗什么？人快没了，心率特别慢，然后心跳特别弱，手脚都冰凉，甚至冰凉过肘，这时就用干姜加生附子；如果到了阴阳离绝时，身体冰凉，脸上通红的状态，还要加一味厨房必备的调料葱白茎，这叫通脉四逆汤。谁说厨房里的这些东西只是吃吃喝喝的，有时真能救命，别小看它们。

6 炮姜，温经止血，而且能止痛

《伤寒论》里的方子也用到了炮姜，其主要作用是温经止血、止痛，治疗阳气虚脱造成的漏血、失血、腹痛。

有一个方子叫甘草干姜汤，我们用这个方子治疗肺纤维化，肺纤维化是呼吸摄入空气不够，肺泡交换出了问题导致的，古人叫肺痿；也用这个方子治疗风湿痹痛，包括现在我们说的痛风。

其实中国人已经在用姜当食材的饮食习惯中避免了好多疾病的发生。为什么我们过敏的人那么少？为什么我们肥胖的人那么少？就是因为我们严格遵循了祖辈的饮食习惯和方式。

7 高良姜，止痛效果比干姜和生姜都强

高良姜也是姜科植物的块茎，同时属多年生草本植物。高良姜的特点就是它的热性比生姜和干姜都强，另外止痛的效果比生姜和干姜都好，而且它是干燥的褐色、红褐色的块茎，所以我经常在觉得用生姜、干姜力量不够时就用高良姜。

有一个著名的中成药叫良附丸，香附和高良姜一起使用，既能解患者的不高兴，又能治胃里的冷凝块、疼痛，所以书上说它们温中散寒、理气止痛。其实单用高良姜搓成末吞服就能缓解这种严重的冷痛，包括痛经的痛。

8 姜黄，没有生姜或干姜、高良姜那么辛辣，但气很足

还有一种姜就是我们说的姜黄，其实姜黄和郁金都是姜科植物，只不过姜黄属芭蕉目。姜黄这个药是中医使用特别普遍的一种药，我们把姜黄、郁金、三棱、莪术这四个兄弟放在一起使用。

姜黄的特点是没有生姜或干姜、高良姜那么辛辣，但气很足，它能通气、活血、化瘀，达到一种止痛的效果。所以身上哪不舒服，以及一些跌打损伤，我们都用姜黄治疗。

西方人把姜黄做成咖喱，然后大家都觉得咖喱好。因为姜黄本身就像栀子、茜草一样可用作染料，所以姜黄的黄是一种很有特点的黄。

吃咖喱的时候，有黄咖喱、绿咖喱，还有红咖喱，但里面其实多少都

有点儿姜黄的成分。现在都说姜黄对肝有保护作用，很多地方的人解酒毒，保护肝脏（臟），都用姜黄。

我研究了一下本草记载，姜黄主要能活血化瘀，治疗一些痈肿疮痛，包括风湿痹痛。

9 洋姜，腌后当咸菜疙瘩吃

有一种姜叫洋姜，是西洋的姜，或者直接叫鬼子姜。洋姜也是多年生草本植物，它叫姜，但不属于姜科。它开的花特别漂亮，黄色的像小向日葵、菊花，其实它是菊科的。

有位姓雷的同学给我拿来了洋姜，种在厚朴的院子里，一年后长得比我还高，开出很黄的花，秋天我们把它底下的块茎挖出来腌咸菜吃，基本上没有什么姜味，就当咸菜疙瘩吃。

10 猴姜，补肾的骨碎补

还有一种姜叫猴姜。猴姜叫姜，但也不属于姜科。它是中药里一种特别重要的补肾药，叫骨碎补（骨头碎了它能给你补上）。为什么叫猴姜？当地猎人发现，猴上蹿下跳难免失手，摔一跤容易摔断骨头。猴摔断骨头以后，就本能地挖猴姜吃，还把猴姜嚼碎涂抹在自己受伤的部位，促进骨头愈合。

我们用骨碎补治疗五更泻。早晨起来就窜稀，肾阳不足，牙齿不发育、不长，乳牙不掉，真牙又长不出来，就可以吃猴姜。

11 沙姜，中药名叫山柰

还有一种姜叫沙姜，是南方一味著名的调料。我们到海南吃文昌鸡，其做法挺有意思，就是直接拿开水烫熟，所以肉非常嫩，而且切开以后还带点儿红血丝。吃文昌鸡的时候必须蘸沙姜。

沙姜其实也是一味中药，名字叫山柰。山柰在药店里也有卖，它是干燥的根茎，沙姜就是新鲜的。

12 家里湿气大的地方要放点儿木炭

南北方不同，生活在不同地域的人对湿气的耐受程度是不一样的。作为一个北方人，我真的喜欢南方的风土人情，还有文化，但我最受不了的就是南方的湿气。即使住的是很高级的宾馆，进去以后被褥也是潮的。每次出差我就带个防潮垫，但防潮垫也有个问题，它把外面的湿气隔开了，但是你出的汗又变成湿气裹着你，渗不出去。后来又买了一个大号电吹风，塞进行李箱，到了宾馆以后插上电往被子里吹，表面吹干了，但躺会儿床底下的湿气又往上渗。

最让我痛苦的一次是在 2012 年，我到海南拜访张至顺老道长，住在道观里的招待所，褥子都能拧出水来。正赶上回南天，墙角都是水，有苔藓长出来。我穿的大羽绒服铺上去也没用，然后我就想，完了，晚上别睡了。最后实在没办法，就到餐厅里翻找，最后找到一个垫在电视机底下的化纤毯子，我拖到房间铺到我的身下，然后裹着羽绒服才睡了一晚上。

我的身体是有觉的，我知道这个东西我受不了，就睡不着，然后我就不在这儿睡或找解决方案。如果你无觉，身体又阳气不足，睡在一个湿气很重的地方，最后你会得很重的病。

我妈的老师马衡枢先生建议，家里湿气大的地方要在放点儿木炭，木炭吸湿的效果非常好。

我的一个大学同学年轻时脚汗特别重，每天穿完鞋以后都放在外面晾，垫了鞋垫，勤换袜子，但鞋里就是湿的。我的同学找到生石灰，团成一包放在鞋里，把湿气吸走，鞋就相对干一点儿，不然穿上就跟踩进湿泥一样。

第 4 章

教你应用姜科药：砂仁、益智仁、草果、白豆蔻、草豆蔻、肉豆蔻

我介绍的所有芳香化湿的药材或食材，有萎缩性胃炎、胃黏膜缺损、胃溃疡的人都要小心使用。

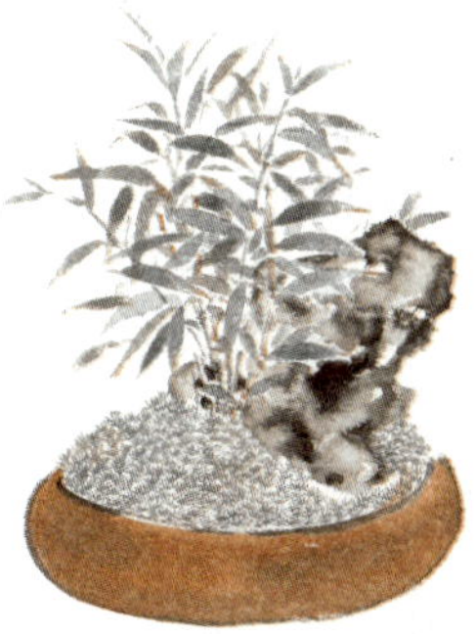

1 砂仁，治孕妇的妊娠反应、漏尿、小孩子腹泻等

砂仁是多年生的姜科的草本植物，最早是从热带地区引进的，后来在我国广东、海南、广西种植，所以必须生活在热带、亚热带环境中。该植物的植株很高，有时两三米，结的种子的壳发红，里面的仁不像草果的种子，有点儿苦，闻起来有香味。它的名字叫砂仁，有的也叫西砂仁、缩砂仁、绿壳砂，最好的叫阳春砂或缩砂。

碰到小孩子上吐下泻、窜稀的时候，我们都得用点儿砂仁，磨成粉，让他吞服；或者煎药的时候后下，让他煎服。它祛湿、驱寒的效果非常好，而且能很快让胃肠道温暖，所以我有时治小孩子遗尿、尿床，也用到它。

另外，砂仁的宝贵之处在于它能治孕妇的妊娠反应，而且不伤胎气。很多人问：怀孕了吃中药会不会有不良反应？不会。有这个病就用这个药，有故无殒，亦无殒。

我从小就知道砂仁，为什么？因为我妈经常用这种药治疗一些小儿疾病。在我印象中，小孩子吐奶，就是婴幼儿吃奶以后奶往上漾，如果诊断是脾胃实寒或湿浊太重，不能化这个营养，老太太就用砂仁煮了水以后，兑在奶里给孩子喝。

老太太还用这个方法治疗小孩子腹泻。如果小孩子拉出来的是奶瓣，有点儿像凝固的奶，也可以用这个方法。

此外，老太太用这种药治疗小孩子尿床，配的是益智仁，它也是姜科植物的种子。

因此，我从小就对砂仁印象非常深刻。上学以后，真正接触这味药，更能体会这味药的神奇。

中国的药材记录对砂仁的论述也很多，基本上对它的功效的认识是入脾和肾两经。入脾，能泻脾里的寒湿之气，治疗食积、腹痛、腹泻；入肾，就是前面说的能温补肾阳，提振肾阳，治疗小孩子或少年遗尿，还可以治疗白带、漏精、阴囊潮湿。

有一些中年女性岁数大了以后容易有一种隐疾，一咳嗽、一蹦、一跳或者一笑，底下就漏尿，用砂仁治疗的效果也比较好。

前面已经讲了，砂仁的另一个作用是治疗妊娠反应，特别是早孕时上吐下泻。这时既要治呕吐，又不能伤了胎气，一般我们用砂仁配上黄芩、苏叶，效果非常好。

砂仁如此之好，但就是比较贵，所以我们用的时候要省着点儿，最好是现用现打成粉，打成粉后放置时间长，就容易跑味儿、漏气。现打成粉末给人吞服，或者装在胶囊里给人吃，效果最好。如果是煎服，注意是后下。

另外，砂仁不适合阴虚火旺的人，比如失血、失精、漏精或流汗，舌头特别红，没有舌苔，而且胃肠黏膜特别敏感，易激惹的人。

2 益智仁：能治很多疑难杂症，包括小孩子的智力障碍和老年人的阿尔茨海默病

益智仁确实是姜科植物，它属于山姜属。这个药在中药教材里归到了补肾药，没有归到芳香化湿药。其实这种分类有它的局限性，比如麻黄可以归到发汗解表药，也可以归到利尿药，还可以归到活血药。所以这种分

类，其实限制了人们对药物的理解。

益智仁确实有芳香化湿、补脾胃、止吐、止泻的作用，只不过我们在临床中更强调它补肾的作用。

我对益智仁非常有感情，因为我用这个药治好了很多疑难杂症，包括小孩子的智力障碍和老年人的阿尔茨海默病。我学中医起步，获得信心，创造机会，出国讲学，都跟益智仁有关，这也为将来我针对疾病配药膳做了铺垫。

智是智力的意思，智力明显和脑子有关，中医把它归到肾。从名字上来推测，这种药对人的智力、智商都有作用。

这个药原产自越南，生长在热带，后来被引种到我国南方的广西、广东、海南。

益智仁是多年生草本，个头很高。它的种子有果皮包着，里面基本上分成三瓣，每一瓣都有 6~10 粒种子。大家记住，凡是种子分成三瓣的都偏阳性，巴豆、半夏也是这样。这是中国人认识植物的一个方法。

益智仁开花比较早。豆蔻在 2 月只是冒了个尖，而益智仁在 2 月的时候就开花了，在夏天和秋天结果。它原来是绿的，结果以后逐渐变红，变红以后我们就能采收了。

益智仁本身有一种特异的香气，尝起来有点儿辛苦的味道。历朝历代都用它来温补元气，补肾虚。所以治疗脾胃虚寒或肾精不固导致的泄泻、五更泻、腹痛、呕吐、食欲不振，都有很好的效果。

更重要的是它能治疗遗精和遗尿，包括白带的漏下。我们说砂仁能治早期的妊娠恶阻，能治早期的胎元不固，也就是流产、滑胎。其实益智仁也有这个功效。

益智仁最早用于治疗小儿智力障碍。小儿智力障碍表现出来的症状，中医总结为五迟、五软，就是别的孩子都可以翻身了，这个孩子还不行；别的孩子都可以趴着仰头了，他还不行；别的孩子都可以走路了，他还不行；别的孩子都可以说话了，他还不行；还有个重要的特点是别的孩子囟门闭合了，他的囟门还呼扇呼扇的。

五迟、五软的人呈现呆傻的面容，其中一个表现就是嘴包不住唾液，总是流口水。其实阿尔茨海默病患者到后期也会出现这个问题。

最早我们的本草书上记载，把益智仁捣碎让小孩含在嘴里，可以看到他的口水会被收摄住。收摄住以后咽到肚子里，它就会转化为人的肾精。这是最早的观察结果。后来人们发现，吃益智仁能治疗五迟、五软。五软第一软是脖子软，脖子上的肌肉支撑不住脑袋的重量，人总是蔫头耷脑，垂头丧气。另外还有筋骨软，这种孩子的骨头发育不好，也不长个子。还有一个主要特点是出牙慢，而且乳牙不脱落或变腐烂，恒牙迟迟不冒头。

普通人对小儿智力障碍接触不多。其实有部电影可能大家印象很深，就是《阿甘正传》。阿甘小时候就有点儿智力障碍，而且他走路时两条腿根本支撑不了自己。医生就在他的腿上绑上一个铁棍，形成一个支架支撑他走路。后来阿甘逐渐生长发育，有一次别的孩子欺负他，开车追他的时候，他突然跑起来了。跑的过程中，腿上的铁箍支架逐渐散落了，意思就是他发育好了。这完全是想象。

大多数情况下，这类孩子基本上终身大脑不发育，筋骨不发育，西医对这种情况束手无策。但中医的伟大就在于我们的祖先通过几千年的积累，通过自身的感悟，发现益智仁的药气能影响人的生长发育。

我最早用益智仁是在 1993 年。我 1990 年毕业，之后回母校参加了一年的中医英语进修班。当时为了管理干部，东直门医院要建一个外宾门诊。1993 年回去工作以后，我们就开始筹备外宾门诊。世界银行的一个中国雇员，我知道她姓顾，带着厚厚的一摞病历资料找到我，我翻看其中一个病历，患者是一个孩子，一看就是智力障碍。因为孩子是美国人，父亲又在世界银行工作，所以他有很好的医疗保障。我看他接受了儿童营养学、儿童心理学治疗还有脊柱疗法等各种治疗，效果不太如意。

孩子当时大概有 12 岁了，叫比拉尔，走路不平衡，智力发育不起来。你问一加二等于几，他还得掰手指头。上厕所自己擦不了屁股，还得有人伺候。上下楼梯时，一边扶着楼梯的扶手，另一边还得有人搀着。孩子身体很弱，经常感冒、咳嗽。

当时咨询完了以后，我跟顾秘书说："中医是有办法的，可以来试试。"结果孩子的父亲就从世界银行总部带着他及家人到北京两周。当时我还不是以医生的身份出现的，而是以一名管理者和翻译的身份出现，就请东直门医院的一些专家、教授给他会诊，做针刺治疗。

当时请的是东直门医院针灸科主任张国瑞老师，还请了脑病专家孙塑伦教授。我们用纯中医的方法，针刺加中药进行治疗。另外还请了我的师弟，现任北京中医药大学中医学院院长李峰博士教孩子八段锦。

治疗两周以后，孩子就带着我们配的中药回美国了。我们配了 3 个月的药，中药加胶囊。胶囊就是我们用益智仁打成的粉，作为中药有补肾、填精、益髓、促进大脑发育的作用。

没想到 3 个月以后，顾秘书特别高兴地来找我。她说："我们的老板回信了，治疗效果非常好。现在孩子上下楼梯都不用人扶，而且能自己擦屁股。更惊喜的是，孩子能骑自行车了。"

收到这个反馈以后，我们也特别高兴。没想到顾小姐又说："孩子父亲决定申请到中国工作，从世界银行总部到中国。"一个周期是 3 年，这样全家过来，孩子就能得到更好的治疗。

大概到了 1993 年秋天的时候，他们全家就搬来了，住在塔园外交公寓的办公楼，孩子定期到外宾门诊来做针刺治疗。当时我安排几个大夫，有时自己也出诊，到公寓给孩子做按摩，那会儿还安排徐文波去做耳针治疗。

在我们的精心治疗下，孩子的智力、身体都得到了很大改善，变得很强壮，个儿也长高了。

后来，我用益智仁治疗了很多类似的孩子，效果都非常好。

印象比较深的是我治疗的张家口的一个小女孩，她乳牙脱落以后一直不换恒牙。孩子妈妈带着她去找牙科医生，牙科医生说："拍个 X 线片吧，有牙坯就等着，没牙坯这辈子就得戴假牙了。"然后妈妈带着孩子去拍 X 线片，结果没牙坯，心灰意冷地说等着安假牙。

后来她妈妈听了我跟梁冬的对话以后，燃起点儿希望，带着孩子来找我。那时我在御源堂出诊，孩子差不多十一二岁了，圆乎乎的。当时我腹诊一点穴，发现孩子一肚子的硬块、痰，然后我就先点穴，痛得孩子哇哇哭。孩子妈妈心疼，冲进来问我怎么回事，我说："给你的孩子治病呢。"

点穴完还没扎针，孩子就要上厕所。上厕所以后，她妈妈说拉了一便盆臭屎，都快溢出来贴住屁股了。回去以后还不停地撒尿、排便。

这个孩子特别有智慧，她说："妈妈你找对人了，这个人能治我的病。我觉得我的脑子里全是痰，我都快被痰糊住了。"

孩子的病因是什么？她冬天在张家口滑冰，滑冰以后觉得热，就把长羽绒服的拉链拉开吹风，回家以后就开始发烧。发烧以后又去输液，等于把寒又闭住了。

从那以后，孩子就开始食欲不振，莫名烦躁，莫名发急，晚上还睡不着觉。最后孩子妈妈去找西医和其他大夫看，说孩子不长个、不换牙，开了一堆补药，里面肯定也有益智仁。结果越吃痰湿越重。

我的治疗方法是先刷锅，后补锅，再往里加东西。经过我的中药治疗，化痰、化瘀血，以及点穴治疗，把东西排干净以后，再吃熟地加益智仁，最后，孩子所有的牙全换齐了，体形也由圆圆胖胖变得很苗条。

3 草果，通过激发人体正气，间接地把疟原虫干掉

下面介绍一下草果。我们最早上学的时候，学的方剂里就有草果。印象特别深的是用草果治疗疟疾，还有瘟疫。古人把北方人到了南方以后感染疟疾，称为受了山岚瘴气。

山岚瘴气就是南方草木、沼泽偏多，地势低洼，不像北方那么干燥。北方人到了南方以后水土不服，纷纷发烧、上吐下泻，或者开始打摆子（身上一会儿烧得跟在蒸笼里一样，一会儿又冷得直打哆嗦），古人称之为疟疾。古人会研究发病条件。我们肉眼看不见微生物导致的疾病，但我们揣测在某种条件下，会有一些微生物容易导致发病，就把发病条件定义为发病原因。比如古人说的“腐草为萤”，就是在发酵了的烂草堆里会长出萤火虫。其实，长出萤火虫是因为在发酵的草堆里有萤火虫的卵，腐草加上温度发酵，让虫卵得以孵化。所以并不是腐草能变成萤火虫，而是腐草给萤火虫出生提供了条件。

比如疟疾，现代人研究发现是蚊子感染了疟原虫，然后又叮咬人畜，把疟原虫传播到人的血液或体液里，造成疟原虫在体内繁衍、侵蚀，人的免疫系统与它对抗。人正气足、精神头旺的时候，基本上是通过发烧、打摆子振奋阳气，把疟原虫杀死，人就好了；身体弱一点的人，这个过程就会持续很久，甚至把急性疟疾变成了慢性的，隔两天发一次烧、打一次摆子，我们叫间日疟，或者五日疟、十日疟。

疟疾的特点是会造成肝脾大，特别是脾大。西医认为脾是人体最大的免疫器官，正常的脾会在肋缘里包着，脾大了以后，就会在左胁下延伸出来，所以在左胁下会摸到一个大硬块。中医称之为疟母，就是得了疟疾以后，它的根在身体左胁下埋伏着。

中医的理论是左边属肝，肝升肺降，右边属肺。所以在左边尽管摸到的是脾大，中医却认为是肝里的痰浊、瘀血在那儿堆积。治疗疟母一般会用到草果，加上知母、槟榔、鳖甲等一系列药物。

中医治疗疟疾不是以消灭疟原虫为目的，而是通过激发人体的正气，也就是现在说的提高免疫力，间接地把疟原虫干掉，这是我们的治疗思路。记住，我们不是针对病因，而是针对发病条件。

很多人对中医治疗疟疾不理解。有一位著名的医学科学家叫吴阶平，他是泌尿外科的专家，也是周恩来总理的保健医生。他当年特别反对中医，认为中医不能治疗疟疾，“你们扎针治疗疟疾，难道是用针一针一针地把疟原虫扎死吗？”

到了晚年，他接触了中医，和中医交流学习之后，就说自己当年对中医的认识是非常偏颇的，中医不是针对病因一针一针把疟原虫扎死，而是通过扎针，改变了身体免疫系统的功能，提高了人的正气，让身体自动把疟原虫消灭掉。

疟疾跟心理状态也有很大关系，心情沮丧、不安的时候，身体的免疫功能就会下降。

我们说改变外界的发病条件是一个方法，改变体内的身体条件是另一个方法，前者是战天斗地，后者是独善其身。

草果是姜科豆蔻属的多年生草本植物，我们用的是它的果实。果是指它包的壳，实是里面黑色的种子。它熟了以后壳是红色的，放的时间长了会显得黑，它的种子偏黑。如果细闻一下，果壳非常香，有一种薄荷的清香，破碎的时候还有一点儿辛辣的味道，尝一下种子，会发现稍微有点儿苦味。

对于草果，有的地方愿意只用壳，不用种子，有的地方是壳和种子都要用。我们中医是果壳和种子都用。我们叫草果仁，合起来就是两个字——辛苦。其实辛和苦是燥湿、化湿的两个重要的味道。

草果在中国的南方比如广州、海南都有广泛的种植，历代本草书籍对这味药也有大量的记载，草果可以燥湿除寒、寒湿。我临床只要看到舌苔特别厚腻，或者垢腻，就是脏兮兮的那种腻，尤其是在舌根上有厚厚的舌苔堆积的人，这时必须用草果。

这些舌苔厚腻的人有个特点，你把一些草果的壳放到他嘴里，他觉不出香味或辣味。正常人会觉得好香呀，或者有点儿辣。所以，身体摄入草果以后就能唤醒、振奋阳气。

草果的作用，首先是化痰。本来一肚子痰湿，他还想吃水果。等你把他身体里的水果造成的痰积、湿气化掉以后，他对水果就不那么想了。

草果能截疟，截是阻断的意思，所以我们用它来消食化积，治疗痰饮、痞满，还有肚子冷痛、反胃呕吐，还有特别臭秽的拉肚子。

在元朝的时候，著名的《脾胃论》的作者李东垣就说，草果能温脾胃、止呕吐，治脾胃寒痰，能“益真气”。

“益真气”不是往里加了真气，而是唤醒的意思。草果对一切冷气、臌胀、肝脾大、宿食都有作用，而且它能解酒毒。这个酒毒可不是白酒的毒，而是黄酒的毒。黄酒喝多了以后，身体里也会产生湿气、浊气。

千万别以为草果能解白酒的毒，用草果解白酒的毒那是火上浇油。而且李东垣特别提到，它能治疗“果积”，即吃水果造成的食积。而且草果能“辟瘴解瘟”，也就是我们说的瘟疫。

元朝有一位蒙古族学者写了一本食疗书叫《饮膳正要》，他说草果能“治心腹痛，止呕，补胃，下气”。还有一本叫《本经逢原》的书，书里说草果能“除寒燥湿，开郁化食，利膈上痰”，而且说草果能“解面食、鱼、肉诸毒”，面吃多了，肉吃多了，鱼吃多了，草果都能解。所以草果是一味非常好的药。

最后我们用《本草正义》的一段话总结一下，“草果，辛温燥烈，善除寒湿而温燥中宫”，中宫就是胃，所以草果是治疗脾胃寒湿的主药。“按岚瘴（山岚瘴气）皆雾露阴湿之邪，最伤清阳之气”，所以我们治疗这种“瘴”——辟瘴，都用温燥芳香之药，“胜阴霾湿浊之蕴祟”。

特别强调一下，草果是我们炖肉所放卤料的重要成分，也是咖喱的重要成分。

另外，有地图舌或干脆没有舌苔的人，一定要小心用姜科植物的所有药，因为它会伤到阴血。

用草果这味药讲求点到即止，经常使用会耗伤人的正气。

4 “娉娉袅袅十三余，豆蔻梢头二月初”：白豆蔻，化湿气、湿浊，祛口臭，消食

大家对豆蔻的了解多来自杜牧那首著名的诗：“娉娉袅袅十三余，豆蔻梢头二月初。春风十里扬州路，卷上珠帘总不如。”扬州是繁华风流的胜地，“腰缠十万贯，骑鹤上扬州。”很多人一念这首诗就觉得诗人在形容一个美丽的少女，古人说虚岁，说孩子十三余，也就是十二周岁多点儿。

很多人说豆蔻开的花很漂亮，认为此诗形容一个女孩含苞待放，十分漂亮，我觉得不是。我研究了一下，因为白豆蔻是多年生草本植物，原产于东南亚（包括柬埔寨、泰国），后来引种到了中国，可能是唐朝时期通过海上丝绸之路，我们进口了大量的香料，其中就有豆蔻。

豆蔻作为多年生草本植物，它会在立春，也就是阴历二月的时候萌发，长出新的嫩枝嫩叶，所以“娉娉袅袅十三余”是形容它稚嫩的样子，而不是说它开的花漂亮。它开花应该在阳历的五月，即阴历的四月。

白豆蔻属于姜科，但它不是姜属，它是豆蔻属。它一般是头一年不开花，第二年才开始开花，然后结果，样子有点像玉米。白豆蔻果实的壳是

软的一层皮，我们拿它的种子入药。

中医很早就引用了外国进口的豆蔻制成的药，指出它味辛性温，能化湿气、湿浊，祛口臭，消食，消肚子里的痞块、硬块、上下隔绝不通，还能温中止痛。比如湿温初起，胸闷，然后呃逆呕吐，甚至肚子胀痛，还发烧，用白蔻仁效果最好。如果寒象不明显，我们就用豆蔻外面的果壳。

5 草豆蔻，治湿温、寒性的湿气

下面我们说一下草豆蔻，草豆蔻的个头要比白豆蔻高一点，它属于姜科植物，但是跟白豆蔻不是一个属，它属于山姜属。草豆蔻是多年生草本植物，四月至六月开花，到立秋以后就可以收了。

我们拿草豆蔻的种子用药，它的种子是三个瓣，每个瓣上是密密的小籽，有点像猪脑，味道很冲、很烈，我感觉它的力量比白豆蔻要强一些。

草豆蔻的治疗范围非常广，能治一些湿温，还能直接治寒性的湿气。所以我们治疗脾胃寒、湿气机不畅，一般将干姜、厚朴、陈皮跟它一起用；治疗寒湿的疼痛，就将草豆蔻磨成粉，加上高良姜和陈皮一起用。

草豆蔻可以入药的时间要比白豆蔻晚，所以我也以此推定杜牧说的豆蔻年华是指白豆蔻，另外就因为他写了十三余，就把豆蔻年华说成了十三岁。

6 肉豆蔻，作为一种驱虫剂，治肚子疼、寒湿、痰湿、冷痛、呕吐、腹泻

下面我讲一下肉豆蔻。肉豆蔻属于常绿乔木植物，它不是草本植物，结的果实非常紧密、结实。说个笑话，我当年给人治病，诊断错了，用错药了，结果病好了。这个药就跟肉豆蔻有关系。

怎么回事儿呢？我上大学以后，暑假、寒假回大同，发现街坊邻居有什么病经常找我妈看。有一次隔壁邻居的孩子病了，拉稀，来找我妈看。结果我妈不在，我在，我一看大显身手的机会来了，就给诊断一下。我认为拉稀就应该收敛，芳香化湿，一味药就能好，他说："那你开药吧。"

我们家有药斗子，我就从里面拿药。我认为用肉豆蔻能治好他，结果我把槟榔当成肉豆蔻给人家抓了吃了。槟榔切的片跟肉豆蔻有点像，两味药都是紫色的，里面有点儿白，就给他拿走了。

等我妈回来，我兴高采烈地向她汇报我是怎么诊断、怎么给药的。我妈说小孩子拉稀有时是顺证，吃多了有食积，拉干净就好了，不过要看一下拉出来的东西臭不臭，是什么形状。

第二天，邻居拎着小礼物过来感谢："小徐大夫真神，我们孩子吃了一服药就好了。"我妈还挺好奇，问我给人家拿的什么药，我就告诉她了。我妈说我拿错了，给人家拿的是槟榔，槟榔是让人拉肚子的。我把食积腹泻诊断错了，但给对了药，给了拉肚子的药，最后孩子好了。

从此以后我读所有医家医案的时候，都抱以高度怀疑的态度——是不是也诊断错了，导致药用错了，病却好了。

肉豆蔻原产地是印度尼西亚的一个岛，这个岛在热带，盛产香料。书上说肉豆蔻是一种小乔木，其实长得很大，结的果有点儿像核桃。核桃外面包着一层厚厚的绿皮，把外面那层绿色的种皮剥开，里面就是核桃的硬

壳，把核桃硬壳打开，里面才是核桃仁。肉豆蔻长出来也像这样，外面有一层绿色的皮，还有白瓤，打开以后露出红色的种皮，种皮很香，里面就是它的实，不叫果，叫实。

《本草纲目》记载，肉豆蔻切成片以后，特别像槟榔。《本草纲目》说肉豆蔻先开花，后结实，状虽似草豆蔻，但“皮肉之颗则不同类，外有皱纹，而内有斑缬纹，如槟榔纹”，所以切开它以后，纹真的很像槟榔。

我接触肉豆蔻是因为我们学中医以后，有一个方子叫四神丸，专门治疗脾肾虚寒、五更泻，就是早晨五点到七点，爬起来去厕所窜稀。早上五点到七点是大肠经当令的时间，为什么说到肾呢？其实下午五点到七点正好是肾经当令的时间，这两个是相对的。所以我们治疗五更泻用的是四神丸。四神丸里有四味药：吴茱萸、肉豆蔻、补骨脂、五味子。我最早就是从这里得知肉豆蔻的。

后来学得多了以后，就发现肉豆蔻其实使用得非常广泛。首先，我们把它当成一个驱虫剂，驱胃肠道里的寄生虫。另外，还用它治疗肚子疼、寒湿、痰湿、冷痛、呕吐、腹泻。

现代人对胃肠道寄生虫没什么印象，我们小时候可不是。大家记住——马瘦毛长，人营养不良的时候，免疫力下降，身上就会招各种东西，比如身上长虱子，这不是卫生条件差、总不洗澡造成的，而是身体营养不良所致。

那会儿胃肠道寄生虫最多的就是蛔虫，还有蛲虫。我小时候就得过这个病，蛔虫随着大便就能拉出来。一到晚上睡觉，蛲虫就跑到肛门附近去产卵，肛门就会奇痒无比。后来随着生活水平提高，营养富足，免疫力增强，肠道寄生虫就逐渐少了。

我们那会儿吃一种驱虫药叫宝塔糖，吃完了以后蛔虫就往外跑。

还有个驱虫药叫使君子，我小时候也吃过，炒香了能吃，但还是有一种怪味。

肉豆蔻作为治疗风湿痹痛的一种药，它的力量不仅能达到肠胃，而且能达到筋骨，这跟它的“出身”是有关系的。如果用姜科植物的根茎，效果就比较差；如果用姜科植物的种子或果实，效果就更好。肉豆蔻作为木本植物的种子，它的力量就更强。

肉豆蔻现在用于制作香料、药物，作为调料、工业原料使用，非常重要。曾经有一段时间，香料的价格比黄金还贵。

另外，肉豆蔻除了化湿、化痰、止痛以外，它还有一个益智仁、砂仁都没有的作用，即收涩止泻。前面已经讲过，砂仁偏于补肾，而肉豆蔻偏于补肺和大肠。

我治疗过的一个患者，他坐在马桶上起不来，因为起来一会儿他又要拉，拉到最后真的起不来。还有人拉到最后都脱肛了。我们治疗这种病有一个特别有名的方子，叫真人养脏（臟）汤，也用到了肉豆蔻。

另外，因为肉豆蔻特别香，而且是木本植物，配合一些疏肝解郁的药，比如著名的中成药舒肝丸，能舒畅肝气。我之前开玩笑，说打麻将的时候千万别吃这个药，一吃这个药就输得干干净净。

历朝历代对这个药的论述有很多，评价非常高，我就不多说了。

需要注意的是，我介绍的所有芳香化湿的药材或食材，有萎缩性胃炎、胃黏膜缺损、胃溃疡的人都要小心使用。

第 5 章

化湿好食材：胡椒、荜茇、花椒

从我们炒菜动不动就用花椒、八角、葱姜炝锅，你就知道我们老祖宗多么有智慧，每天都在给自己做食疗，每天都在预防得风、寒、湿、痰、饮的各种病。

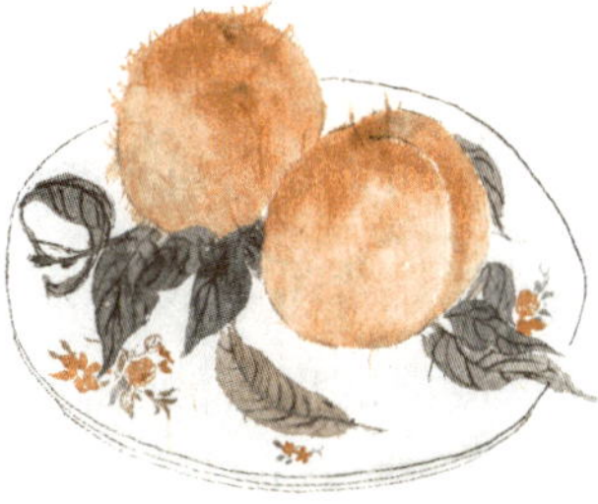

1 胡椒一般产在南方，当地人用它解鱼虾蟹的毒

在本章我介绍一下其他科的植物，首先是胡椒科的。一听胡椒，就知道是身上有狐臭、满脸络腮胡子的人带进来的。最早在海上丝绸之路的时代，香料是我们进口的重要内容，我们出口的丝绸、茶叶、瓷器换来的主要是香料。

碰到阴寒凝滞的疼痛，白胡椒能发挥巨大的作用

在唐朝的时候，胡椒的价格甚至比黄金还要贵，所以先介绍一下胡椒。大家都知道黑胡椒、白胡椒，其实它们是同一个东西。在没有成熟变红之前采下来的，叫黑胡椒；完全熟了以后摘下来的，就叫白胡椒。

最早记载白胡椒的中医药典籍是清代赵学敏写的《本草纲目拾遗》，该典籍比《本草纲目》要晚，作者收集了一些李时珍没有收集到或还没在中国出现但在国外被广泛使用的药物，其中就有胡椒。他说胡椒一般产在南方，当地人用它解鱼虾蟹的毒。从他记载开始，直到清代的叶天士写的方子里，胡椒被用来治疗很多疾病，一般都是治疗急性的腹痛、胃痛或心痛。患者体感是胃痛，其实有可能是心脏（臓）的问题。经常看到有人在高温下打篮球后，喝冰水猝死的新闻，但凡有点儿中医的理念，都不会出现这种悲剧。对于这种阴寒凝滞的疼痛，白胡椒能发挥巨大的作用，它的力量比前面说的砂仁、草果都强，痛则不通，通则不痛。

我爸做饭爱用点儿白胡椒，因为他的体质偏阴寒。我检查他的身体，感觉内在特别阴寒，心率也慢，点到胸背的一些穴位时，我爸疼得直叫唤。2003 年我爸脑中风，其实之前我已经告诉过他：“您要出问题。”老头

不听，第一次中风后我把他拉到北京抢救过来，后来在调养的过程中，我还请了一位形意拳老师给他做点穴治疗。治疗了一段时间之后，老师都累着了，老师说："我真没见过这么寒的人。"

我爸没学过中医，不懂中医，甚至他还有点儿反中医，但他的老婆和一儿一女都是学中医的。我爸本能地喜欢吃一些热性食材，喝白酒不用说了，另外他平时爱捣韭菜花酱吃。我印象中到了韭菜花上市的时候，他就在地上铺一张塑料布，放一大堆韭菜花，他亲自在那儿捣，然后装瓶做韭菜花酱。他的饮食里这种辛辣、热性的食材比较多。

我记得他做饭经常放点儿白胡椒粉提味，但我妈的体质偏柔弱阴虚，她对热性的食材比较敏感，老太太唾液分泌也不是很足，所以有时调料放重了，老太太就受不了，中间需要调和。因为白胡椒不能经高温，也不能油炸或蒸，只能做汤时临出锅关火了放点儿进去搅和，否则里面辛辣的味道就挥发了。

我对白胡椒的另一个印象，是看我妈开中药白古月。我说："白古月是什么东西？"我妈说："就是白胡椒，这是治疗小儿急性腹痛、腹泻的一味非常好的药。"但老太太是外用，把白胡椒和其他药末和在一起，贴在肚脐上，能快速止痛、止泻。

我看到中药里有很多方剂治疗疼痛、腹泻，都是跟其他中药合在一起研成末，然后摇成水丸装好，急救时用。老太太教我白胡椒取嚏，如果想打喷嚏打不出来，憋着很难受，这时就打开白胡椒罐，都不用凑近闻，那个味儿自然就能飘到你的鼻子里，然后你就会开始打喷嚏，鼻子里的"清汤寡水"流出来，很爽。

以前中国人用鼻烟，现在好像快失传了。其实取嚏是中医里一个很有效的方法，如果失去嗅觉、味觉，可用一些芳香化湿的中药来治疗，把它唤醒。有一位推广取嚏法的中医叫中里巴人，也是我的好朋友，他教大家卷起一个纸卷，然后捅鼻子取嚏。这要分情况，当你的正气把邪气推到鼻子那里，将出未出的时候，这个方法有效；本来正气就不足，邪气也没到那里，你把鼻子捅烂，也没法打出一个喷嚏。

黑胡椒基本上不做药用

黑胡椒基本上不做药用，只用作调料，特别是我们接触了西餐以后，黑胡椒的食用逐渐多一些。比如我们到酒店吃煎鸡蛋，餐桌上有两个瓶子，一个孔的瓶子是盐，多个孔的瓶子就是黑胡椒，这时把盐和黑胡椒均匀地撒在鸡蛋上面，然后把鸡蛋切开吃，就有滋有味。不然鸡蛋就化作一团寒痰，吃进去以后就不动，所以需要撒点儿黑胡椒。

另外我们吃牛排的时候，也会撒黑胡椒粉，其实是有讲究的，这种辛味的香料药保持原来辛香麻辣的味道不至散失，现吃现磨的味道最好。如果提前三天磨好，倒进瓶里，效果会大打折扣。

平时我们要注意，痰湿重、舌苔厚的人用点儿白胡椒、黑胡椒都行；舌苔薄、地图舌，吃点儿东西怕咸、怕辣、怕烫的人，黑胡椒、白胡椒要少碰，而且这种热性食材香料的药，它会耗伤人的阴血。

在宋朝的时候，香料药盛行，因为海外与北方贸易的丝绸之路断了，从泉州开始的海上丝绸之路兴起，中国人开始大量进口和使用香料，而且那会儿流行服用散剂，几乎人人都会做散剂，结果很多人阴血耗伤。总用香料药，人的唾液、津液减少，眼睛觉得干涩，甚至女性阴道黏液分泌也变少，这就是伤阴了。

宋朝后期到了金元的时候，出现了以朱丹溪为代表的滋阴派，他提出“阴常不足，阳常有余”。哪有“阳常有余”，是他们用了太多香料把自己的阴液耗伤了，拯救他们就得用滋阴药，我们一定要把这个历史过程搞清楚。

2 荜茇不仅能温暖肠胃，而且能让口气清新

荜茇，也是属于胡椒科的芳香药。之前我跟梁冬对话《黄帝内经》时就说过这个药，很多人说自己喝完牛奶就拉肚子，其实不是乳糖不耐受，而是肠道温度低了以后，消化乳糖的酶不工作了，这是有办法解决的，我们需要唤醒它，在加热牛奶的时候放几粒荜茇。荜茇是柱状的，颜色黑黑的，闻起来味道很香，嚼到嘴里有一种辛香的味道。

广东一些地方喝姜撞奶，用生姜打成汁跟牛奶混在一起，最后就达到喝完牛奶不吐不拉的目的，这是通过芳香化湿的药温暖胃肠道。我是怎么知道的呢？不是老师教的，而是通过看医案知道的。荜茇治疗牛奶的不良反应在历史医案上有介绍，这件事还跟唐太宗李世民有关。

李世民喝牛奶不耐受、拉肚子，太医就给他献了一个方，就是用荜茇煮牛奶，结果真把他这个病治好了，这个医案深深记在我的脑子里。

前面介绍了砂仁、益智仁，其实荜茇更好。我建议大家囤点儿荜茇，荜茇不仅能温暖肠胃，而且能让口气清新。

3 花椒的芳香辛散可以抵御寒湿

花椒是一个通俗的叫法，它在医药古籍上叫蜀椒，四川出产的花椒是最好的。

花椒是芸香科植物，我们现在吃花椒看不到里面的种子，其实它的种子叫椒目，特别小的颗粒，也是一味药，可以用来利尿。我们吃的花椒其

实也经过了轻微的炮制，比如炒，让它爆开、裂开，香气就出来了。

古籍上叫蜀椒，是因为它的出产地在四川盆地及其周围，四川盆地分巴蜀两块，长在重庆那边的叫巴椒，接近汉中的叫汉椒，在陕西海拔低的地方种植的是秦椒。

芸香科植物中味道芳香的有很多，它是木本植物，为灌木或小乔木。胡椒是一种藤本类植物，张至顺老道长讲，藤本类植物结的种子都属于金，入肺。

我们去四川虹口游学的时候，路过花椒树底下，就被那特别的芳香气味吸引了。尽管花椒树生长在四川，但它不是长在阴的地方，它喜欢有阳光、湿润的地方，一般都生长在森林旁边。花椒在中医药领域有着非常悠久的使用历史，它不像胡椒是在清朝以后才被引进、应用的。

花椒是中华民族一种传统的食物和药物，在《神农本草经》上就有记载。花椒能干什么呢？受了风邪、邪气怎么办？闻一闻花椒，我们那会儿叫服药。为什么叫服药呢？最早的服药指的是服药物的气味，把它做成香囊挂在衣服里，时常能闻到，花椒就是这样。它还有什么作用？温中除寒痹。在山上住，大家都觉得很浪漫，但有个最大的问题，就是受不了湿气。别说山上，就是在北京住四合院，如果你真在四合院待过，就知道那地儿不好住。为什么？潮。四合院不可能盖两层，冬凉夏暖，一层的潮湿不好受。外来的风寒湿气集中在自己的骨关节、肌腱筋膜上，用花椒无论是外洗外敷还是内服都有好处。

《神农本草经》还说花椒能“坚齿发”，意思是总吃花椒，头发和牙齿不会掉，而且“明目”，但这也不一定，花椒吃多了眼睛会干、会涩；还说花椒能“主邪气咳逆”，对于现在喝冷饮、吃雪糕造成的过敏性哮喘、永久性哮喘也有用。花椒还能“逐骨节皮肤死肌”。什么是死肌？不是肌肉溃烂、流脓、发臭，而是肌肉又冷又硬又僵，肌肉真正放松时是很柔软的，发力时很有力，现在很多人练肌肉，运动不得当会把自己伤到，身上就会出现死肌。治疗死肌当然是针刺的效果最好，但也需要用药，《神农本草经》说花椒能治“寒湿痹痛”，还能“下气”，就是让你放屁。

《名医别录》《药性论》《食疗本草》《日华子本草》《本草纲目》都记载花椒煮水能杀虫，可以治疗蛔虫、蛲虫、阴虱，还有感染寄生虫后身上长的疥疮，现在的人都没听过，因为这种皮肤病很少见。一般住在很肮脏的地方的人身上容易长疥疮，得用硫黄香皂洗，不然杀不死。这就是花椒外洗的治疗作用，包括阴囊总是出汗、潮湿，也用它治疗，而且阴囊臭秽用花椒治疗也非常好。

从我们炒菜动不动就用花椒、八角、葱姜炝锅，你就知道我们老祖宗多么有智慧，每天都在给自己做食疗，每天都在预防得风、寒、湿、痰、饮各种病。

花椒是一味非常有益的药食同源的药材。我再补充一点，现在大家都爱吃麻辣烫，川菜的特点不是辣，是麻，麻的主要来源就是花椒。人们总说四川妹子皮肤好，这是因为四川总见不着太阳，空气潮湿。花椒的芳香辛散可以抵御这种寒湿，这是一个基本的平衡。

如果出了四川还像四川人那样吃花椒，我觉得就有点儿过分了。现在的人无辣不欢，其实这种无辣不欢是内在的嗅觉、味觉，包括一些触觉退化的表现，因为辣椒的辣和花椒的麻都是一种痛觉刺激，你在感觉退化以后就会想不停地吃。

我印象最深的是我请一个同事吃火锅，她是重庆妹子，还挺瘦的。吃火锅她要辣锅，吃了几口以后就开始用纸巾擤鼻涕，一边吃一边擤，最后桌上一大堆全是她擤鼻涕的纸。我说：“真好，吃了麻辣锅以后排出了体内那么多寒湿痰饮。”但如果体内阴血不足，花椒这种芳香的东西还是不要乱碰。

4 中国人原来把吴茱萸当调料使，现在当药使

大家都知道蜀是四川，越是哪儿？江苏叫苏或吴，吴越打仗就是浙江人和江苏人打仗，卧薪尝胆的那帮人叫越，越是浙江，这是一个地域概念。越椒是什么？就是我们说的吴茱萸。

“遥知兄弟登高处，遍插茱萸少一人”里的茱萸说的就是吴茱萸，为什么？插茱萸是用吴茱萸叶子芳香的味道避秽除邪。中医里有味中药叫山茱萸，山茱萸结的是红果，晒干了以后会变成黑的，味道特别酸，能补肺气。两种茱萸不一样。

吴茱萸也是芸香科的植物，它是木本植物，属于灌木或小乔木，生长在南方，我们中国的南北的分界线是秦岭—淮河。有一年我去西安看王东岳老师，我们一起开车去秦岭。走子午道，上秦岭以后，王老师介绍：“你看朝南的这面下雨，流下的水进了汉江，变成长江的一部分，就成了长江水系；往北的流入渭河，最后汇入黄河，变成了黄河水系。”那天上山以后正好下雨，我们一边走一边说这件事。

吴茱萸生长在江苏和浙江，所以叫吴茱萸，另外它也叫越椒，是浙江一带的人用的调料。吴茱萸本身是一味中药，现在用作食材的情况并不多。本草书上记载，不管是前面说的蜀椒还是吴茱萸都有小毒，一定要注意用量，不能过量，以免引起一些不良反应。

我最早认识吴茱萸是通过《伤寒论》，书里的吴茱萸汤能治严重的头痛，痛到以头撞墙的程度，简直痛不欲生。为什么会如此头痛呢？就是外面受了寒邪，肚子里有冷积，有可能是水果积，也可能是冰激凌积，还有可能是痰积、食积，反正胃上有一个大冷块，头就痛；还有一个症状是不停地吐涎沫，就是往上漾清水。我有过这种情况，当时拿粮票换了点儿鸡

蛋，我们宿舍的老大拿来黄油，用电炉子煎。吃一两个以后，我的嘴里开始漾清水。其实那会儿如果我们在炉子上用黄油煎鸡蛋，撒点儿黑胡椒末、花椒末或吴茱萸末，我就不会漾清水了。

有的人表现为前额痛，有的人直接表现为巅顶痛。巅顶痛一般属于肝经疾病，肝的经络从大脚趾起来直冲巅顶，所以肝经受寒了就容易出现这个问题。

吴茱萸汤就是一个治疗严重腹痛和头痛的方子，里面用了吴茱萸、生姜，还加了点儿党参和甘草，很有效，我在临床上也经常用。不管患者口述什么，你是没法感同身受的，得做腹诊。基本上看舌质不是那么红，不是那种地图舌、裂纹舌，再一摸肚子冰凉，这个方子就可以用。

《中华人民共和国药典》里规定了吴茱萸的使用剂量，每服药不能超过 5 克。如果超了，患者吃坏了，找你打官司你肯定输。在临床上有几个例子特别有意思。一个是我们毕业见习的时候，有时也跟着老师一起开方子，老师看基本上没什么大错，就用我们开的方子。但发现一个特点，患者吃了这个方子有效当然好，吃坏了也有可能，但大多数情况是吃完药如泥牛入海，啥反应也没有，这最让人痛苦。

我记得有一次给天津来的一个患者开了方，觉得他阴寒内盛，就用了吴茱萸，但当时掌握不好剂量，给患者开了 15 克，老师审的时候也没注意，就把方子开出去了，药房也没打回来，有可能患者回家自己抓药了。一周以后患者来复诊说："这个药好。"我说："怎么了？你的症状好了？"他说："你开的药有效果。"我说："怎么有效果？"他说："吃得我满嘴长疱。"有时候我治一些严重过敏的胃肠过寒的人，开的剂量都超过 5 克，给 10~15 克。这种情况下处方上就要双签名，意思就是这不是笔误，不是没考虑，要对这事负责。

吴茱萸用 5 克，熬的药里全是它的味道，是辣的。如果你的体内是阴寒的，喝完会觉得舒服，不觉得辣，觉得正好；如果你是正常人，这药就没法下嘴。这是我的临床经验。

我在临床上还碰到一种人上热下寒或寒热并存。我以前讲过寒火毒，就是拿电锅炒绿茶，患者喝完绿茶肚子凉，嘴上长疱。嘴上长疱是电锅热毒，肚子凉是茶叶寒毒，这俩没中和。我还碰到很多人脸上长包，一片一片地长，口舌生疮，但一摸肚子是冰凉的。怎么办？要给他清热，还是给他暖胃？所以很矛盾。

中国古代医家早就认识到了这个问题，上热下寒证、寒热并存证要一起治，于是利用药材的不同属性和归经，比如上面的热属于心火，就用一些泻心的凉药；中间胃实寒，用一些泻脾胃寒的入胃经的药，泻心的火不至于让胃更凉，就创立了一个名方叫“左金丸”。

左金丸的组成就两味药，黄连和吴茱萸寒热并用，用黄连清上面的心火，用吴茱萸暖中间的胃。其临床使用效果非常好，而且用完了以后上下能交通——上面的浮火能降下来暖胃，底下的阴寒散了以后化成阴液能滋阴降火。

另外，吴茱萸跟胡椒、蜀椒一样有刺激性，把它研成末，用醋调了以后抹在脚心，能引热下行。很多人是上面口舌生疮，嗓子疼，又不愿意吃药，我们就把吴茱萸捣成面以后用醋调和，再加点儿面糊糊，把它们和在一起，敷在脚心的涌泉穴上，睡一晚后，上面的浮火或邪热就能降下来。

这就是我们学中医以后对吴茱萸的理解和应用。

吴茱萸热性比较强烈，又能入肝经，可治疗巅顶痛。另外肝经循着小腹的两侧下去，环绕男性的睾丸和阴茎，所以它叫络阴器。吴茱萸对一些生殖系统的问题也能起到治疗作用，比如女性痛经，两边的卵巢和附件经常冷痛或痉挛，也是使用吴茱萸的一个重要指标。

《伤寒论》讲，如果内有久寒者，寒不知道积攒了多少年，可能刚生下来在产房就被空调“冻”住了，这种情况也可以用吴茱萸。

以前文献记载吴茱萸治疗寒疝腹痛，疝气是什么？腹壁都有肌肉，肌肉之间有接缝，如果肌肉的力量强，这个接缝就不显或绷得比较紧；如果肌肉的力量弱，当腹压增大以后，腹内的小肠就会通过肌肉缝鼓出来。

有的人表现为脐疝，在肚脐上鼓出一个包，大多数男性患者是在睾丸的腔里鼓出一节小肠子，疼得人打滚。在古代手术不是很普及的时候，就用中药来治这个病。

大家可能注意到一个特点，男性的睾丸必须在体外温度差不多30摄氏度的状态下，产生的精子才存活，有活力。如果温度高，睾丸生产精子的能力就会下降。所以总泡温泉、穿紧绷牛仔裤的人，里面又湿又热，其精子容易有问题。

出于人的自我保护和防卫，当人感觉遇到危险的时候，身体会不由自主地不受控制。比如为了防止被人踢一脚或其他危险，男性的睾丸就会不由自主地上提。

如果总处于一种纠结或自觉惊恐、危险的状态，睾丸上提离开了阴囊而往上抽，温度就会升高。其实很多男生坐电梯的时候，电梯一升或一降，睾丸就要提一下。这不叫扯蛋，而是一种正常的生理反应。阴囊的腔和腹腔是有通道的，得疝气腹腔内肠子会降下来，受到惊吓睾丸会上提，叫抽痛。

这种抽痛在临床上还表现为一种情况，就是阴缩症，也叫夹阴伤寒。有些人在性生活以后喝冷水或着凉，这时就出现阴缩，整个阴茎会缩得很小，睾丸会上提，人会出现剧烈的疼痛，痛得打滚出冷汗。女性也有相应的症状，整个大小阴唇闭合，也有往上抽的疼痛。这种抽痛统一都叫寒疝腹痛，一方面，它跟寒气有关；另一方面，它跟肝经有关。在这种情况下，我们一般都用吴茱萸加上小茴香、木香、川楝子来治疗这个病，熬一锅汤，患者让把它喝下去。我见过更有效的治疗，把以前炮里灌的黑火药直接给人灌进去，黑火药里有木炭、火硝、硫黄，能治疗阴缩症。这就是吴茱萸的功效，它的力量非常强大。

现在痛风的患者也比较多，腿脚不灵便，不是肌肉疼，而是筋骨疼，筋属于肝，骨属于肾。用祛风湿、解表、化湿的药基本上不大管用了，就用重一点的药，比如附子，四川人也把它当调料使，拿来炖肉，我就不介绍了，因为它是毒药，用不好会害人。

还有一个著名的方子叫“鸡鸣散”，特点是在早晨鸡叫、五更的时候，把药熬好，而且得放凉了给患者喝。鸡鸣散的主要成分就是吴茱萸加木瓜（这个木瓜不是我们吃的番木瓜，而是中国本地木瓜，叫宣木瓜，很酸），再加上紫苏叶、槟榔，治疗寒湿脚气痛，这种寒湿的脚气也会引起腹痛。

中国人原来把吴茱萸当调料使，现在当药使。

5 辣椒芳香化湿、辛热驱寒

辣椒在中国出现的时间比较晚，很多人说四川人吃辣椒，其实很多别的地方的人也吃辣椒。明末四川人口大量减少，湖广填四川，大量移民涌入四川，带来了一种新的风俗，所以吃辣椒也是近五六百年的事。

辣椒是从南美洲传来的，我们把辣椒定义为药物，也可以说是食物，大家把它当食物比较多。因为辣椒里维生素 A 的含量是最高的，很多人口角糜烂、阴虚火旺，他说：“我吃把辣椒就好了。”为什么？

辣椒是一年或多年生的草本植物，归茄科。茄子的性质那么寒，做的时候必须得拿蒜、油煎；辣椒却那么热，这是同一个科出的两种寒热不同的食物。其实也不奇怪，我小时候在大同上小学，到秋天我们有一个很重要的任务——全体学生排着队往西走，那边全是菜地，辣椒跟茄子都收完了，我们去拔茄子秧和辣椒秧。拔出来以后每人捆一捆，又背着回到学校。

冬天我们教室里都得烧炉子，大同不缺炭，但烧炭得用引火的柴。我们把这些茄子秧、辣椒秧堆在操场边一个露天的大库房里，值日生负责把炉子点着。大同非常冷，再加上我们那会儿营养不良，所有人都长冻疮。现在好像全球变暖，没那么冷了，很少见到有人长冻疮。有几个部位易长冻疮，手、脚、耳朵。冻伤的局部总是硬硬的、凉凉的，还会肿、疼。

记得那会儿我左手食指关节都冻裂了，生出三道沟，就是不愈合。我急了，拿小刀把上面的硬皮刮掉，然后泡药。用茄子秧和辣椒秧煮水，放到温热，然后把脚、手泡进去，还可以洗一洗耳朵，以此治冻疮。尽管辣椒和茄子的果实寒热不一样，但是茎和根都是热性的。

明末清初，辣椒通过海上丝绸之路和陆上丝绸之路传入中国，所以辣椒在沿海地区、西北地区都有种植。现在我们吃的辣椒很多都是西北地区种植的。

关于辣椒的记载最早是在明代高濂写的《遵生八笺》里，这本书挺有意思，反映的完全是一个贵族的生活情调，包括饮食起居、穿着、焚香，各种生活小细节都有记载，很有品位。高濂记载辣椒叫番椒，距现在有四五百年的历史，他说辣椒开白花，结的辣椒像秃笔头，“味辣色红，甚可观”。

辣椒传入中国以后，迅速成为广大人民群众喜欢的蔬菜，顿顿必食。中国人把它发扬光大，有的拿盐腌了做蘸水，有的做泡椒，有的做辣椒面，有的做油泼辣子……所以叫无椒不下箸。

我们到湖南、江西、四川和云贵吃饭点菜，跟人要求的是微辣，结果微辣也很辣，真是受不了。我知道辣椒是因为我爸说过一句话：“辣椒是穷人的肉。”那会儿肉真的很少，下饭就靠辣椒。

一般认为吃辣椒就图辣，其实辣椒还有香。去辣存香就用高温的方法，比如油泼辣子，关中八大怪里就有“油泼辣子一道菜”。

有一年我在北京吃洪大爷开的涮羊肉。洪大爷是个老北京，喜欢唠嗑，他每桌都转一转、聊一聊，介绍一下涮羊肉。其中有一点让我挺受教的，他说："我们涮羊肉用的辣椒和辣椒油不是为了辣，而是为了香，我们特地用高温炸了辣椒，把辣味去掉，留下香味。"

我在日本也做油泼辣子，做好以后辣味不是很足，但香味很足。我吃面条，甚至吃生鱼片的时候都抹点儿油泼辣子，既能化湿又能祛痰。

辣椒还可以做成泡椒、剁椒。有了辣椒以后，中国人用自己的经验和智慧把它做得非常丰富。

辣椒是我们芳香化湿、辛热驱寒的一个主要食材。辣椒如果细分，种类可太多了，比如螺丝椒、朝天椒、二荆条等各种。还有一种分类方法，把辣椒按辣度多少来分。我吃过最辣的辣椒是海南的黄辣椒，海南岛居然出那么辣的辣椒。后来我也觉得海南岛分两个部分，偏北的海口，张至顺老道长住的玉蟾宫是又潮又湿，墙壁都渗水；南边三亚一带相对好一点。所以海南出那么厉害的辣椒，跟当地的湿气大也有直接关系。

6 吃肉觉得是肉香，其实是大料的香

接着讲大家最熟悉的大料。大料就是八角，又叫大茴香。

大茴香其实跟海上丝绸之路有关。海上丝绸之路的起点就是现福建泉州港，当时和中东地区做贸易，所以在泉州有很多阿拉伯人建的寺庙。

南宋末年，南宋放弃了北方的土地向南迁移，就开展了海上贸易，最兴盛的时期是南宋。到了元朝和明朝初年，这些人发展的势力很大，后来被朱元璋灭掉了。

大茴香生长在南方炎热的地区，通过海上丝绸之路进入中国。中国一些热带地区也有种植。2021 年，我应邀去广西参加巴马论坛，当时先到南

宁参观，南宁有一个非常好的药用植物园。后来参观壮医的医院，观摩用水蛭吸患者的血，以及其他各种特殊的治疗方法。而且了解到广西有著名的八大桂药，其中排名最靠前的是肉桂，另一个就是八角。

广西药用植物园里生长的八角树有二三十米高，它属于五味子科的一种乔木，特别高大。它在春、秋两季结籽，所以有春八角和秋八角。北方人很难想象南方四季常青，也不知道茶可以春天采一拨，到秋天还能采一拨。不可思议，但确实存在。秋八角比春八角的个头大、饱满，香气也浓。这是八角的一个出产地。

后来广西把自己打造成大料之乡，也是一个很好的致富途径。因为八角不仅果实、种子有经济价值，它的树叶、树皮、树枝也有这种价值，一般用在化妆品、增香剂等各个方面，所以它是一种很好的经济作物。

我们用八角的历史最为悠久，我们现在吃肉觉得是肉香，其实是八角香。因为没有八角参与炖的肉，好像都少了一种味道，用八角炖的豆腐干也有一种肉香。所以吃来吃去，不知道是吃八角，还是在吃肉。换句话说，有八角参与炖的食物，你的胆、胰腺分泌的消化蛋白的酶才会真正起作用。

八角后期出名是因为西方的制药公司从其中提取出了莽草酸。他们把复杂的东西简单化，然后不停地层层细分，最后提取一种特效药。

我跟梁冬对话《黄帝内经》时说到禽流感，其实所有针对病因开发的药物都是失败的，因为细菌和病毒很聪明，你想把人家干掉，人家会变，这是方向性、战略性的错误。正确的做法应该是改善人的体质，提高免疫力、正气，以不变应万变。

八角的味道是辛香的，但气味偏沉，也就是说我们烹饪一些阴性的食材，用八角是最好的；而烹饪一些阳性的食材，比如羊肉、鸡肉，如果放八角就显得很蠢。

这叫中药的七情，是七种关系。还有一种关系叫相恶，恶就是厌恶、讨厌的意思。在阳性的食材里放八角完全是胡来，这是我们的经验所得。

我们在烹饪的时候，不要用油煎八角，它煎煳了就没有味，油温过高也会破坏它的香气。我们可以煸炒一下，有点儿香味就赶紧降温，它和花椒不一样，花椒炸黑了味道还在，八角就不行。

我们中医把八角作为一味中药来使用。因为八角是从海上丝绸之路进来的，所以八角也叫舶上茴香、舶茴香、五香八角等。

我们主要用它来行气、止痛，治疗急性的、受寒的疼痛，比如腰腿疼，疝气、胃寒、呕吐的疼痛。

我查到一些方子，基本上是把八角研末炒，空腹用黄酒送服，止痛效果非常好。而且它能治疗消化不良的臌胀，如果是受了风、寒、湿毒气以后的肢体痹痛或痉挛，可以配合其他活血药，或乌头、附子治疗。

另外，把八角炒香了以后外敷，可以治疗急性腹痛。女性朋友痛经，可以包一包热乎乎的八角敷上，然后整间屋子都会充满肉味。

7 小茴香驱寒、温通气

以前我小茴香和孜然不分，还是学术不严谨，学艺不精，现在我把小茴香搞清楚了。

首先，小茴香的苗就是一个很好的食材，我们做茴香馅的饺子、包子，都用到茴香苗。茴香苗结的籽就是小茴香，小茴香嗑开以后，有一种香气和甜味，还有一种清凉感，所以它是一种非常好的食材。

茴香是多年生的草本植物。有关小茴香的记载最早见于唐代官方编撰的药典《新修本草》。有说它是通过船舶载进来的，也有说它是从陆路运进来的。因为它长得有点儿像伞盖，一般在夏天开花，秋天结实，很好看，也很香，我们就吃它的嫩苗，用它的籽。其实我接触小茴香不只因为做饭、做菜，还因为在学校里学医。

唐宋以后历朝历代都对小茴香的作用有发挥，主要是把它作为一个行气、止痛药，而不是把它作为芳香化湿的药。也就是说它驱寒、温通气的功能是比较强大的。

我在上学的时候学了一个著名的处方叫"天台乌药散"，里面有乌药、小茴香，还有一些芳香、活血、行气的药物，主要治女人的痛经和男人的睾丸疼痛，也就是我们说的疝气疼痛。

后来受我妈的影响，老太太在这个药中加点儿大盐块，一块儿炒热了以后，包在一个布包里给患者熨肚子。也不只是熨肚子，腰背疼熨腰背，腿疼、关节疼熨腿……如果单用大盐粒去熨，只有热的传导，没有行气的作用。用了小茴香以后，就有了行气的作用，而且它的气味也很好，还可以通神。

一般烹饪牛、羊肉的时候，小茴香用得比较多。我尝过小茴香，它有一种香味，还有一种甜味。现在我们通过提取它的药物成分，做各种中药、中成药、丸剂、膏剂、散剂、丹剂，它的应用非常广。

在《新修本草》以后，有一本书叫《本草图经》，里面追溯了一下小茴香的来源：《神农本草经》和《名医别录》都不见记载，唐朝以后对外通商，人们逐渐种植、使用小茴香。《本草图经》说："七月生花，头如伞盖，黄色，结实如麦而小，青色，北人呼为土茴香。"也有人称这里的土茴香为小茴香。

8 孜然抗过敏、抗氧化、抗血小板凝结、降血糖

孜然，听这个名字就不像汉语，孜然也是从西域传过来的一种调料。它被大家熟悉是因为吃烤羊肉串撒的孜然粉，还有一些清真馆子里的孜然羊肉。孜然是一种很好的香料。

说起香料，有人说羊肉本身是热的，为什么要蘸那么热的调料或食材吃？比如吃羊肉，很多人就蘸着韭菜花酱吃。羊肉本身就很热，韭菜花也热，热上加热。但是你别光看贼吃饭，不看贼挨打，人家还喝砖茶。所以有寒热平衡的一面，别只看一面。

孜然跟小茴香一样，也是伞形科的植物，但归属不一样，就是科一样，属不一样。孜然是孜然芹属，它的生长年份不长，一般都是一年生或两年生。比起小茴香，孜然显得小一些，但其挥发油含量比较多，有的人认为它的芳香、刺激的程度仅次于胡椒。所以，它作为一种香料作物，在全世界各地都有应用。

中医把它引进来以后，用来治疗脾胃病，主要用于理气、开胃、驱寒、除湿。现代医学研究认为，它能抗过敏、抗氧化、抗血小板凝结、降血糖，那都另说。我们认为芳香化湿药本身就有这个作用。

在南疆，人们把孜然称为小茴香。我曾经在讲《饮食滋味》的时候说过，我那会儿认为孜然就是小茴香，很多人批评我无知，确实每个人都有知识盲点。但也有一些地域风俗不同，叫法不同，它们确实是同科的，而且功能、性质相近。

在新疆种植的孜然品种非常多，一般都是清明前后播种，到七月中就成熟了，生长期就三个月，长得很快。而且孜然的适应力非常强，耐旱、耐涝，对土壤的要求也不高，所以它是一种品格高尚的植物。

孜然的种子显得比小茴香小点儿，现代人研究它抗氧化、抗菌、抗癌，这都有点儿扯。其实孜然更多的是用作食物，而不是药物。我们吃烤羊肉串接触到孜然，孜然粉撒在上面形成独特的风味。另外大家可能没意识到新疆人吃的烤馕里也或多或少加入了孜然，这让它的味道更好。

我去过巴基斯坦，巴基斯坦人焖米饭，有时为了提高口感或去米饭的湿气，会在焖米饭的锅里插一根肉桂，有时也会撒点儿孜然。米饭熟了以后香气四溢，吃起来更容易被人消化和吸收。

总之，小茴香入药，孜然不入药；小茴香的苗能吃，孜然的苗好像没听人说吃过，可能因为它是一年生草本、两年生草本，大家不舍得吃它，吃完以后就没籽了。

9 肉桂，天下第一名药

下面说一下肉桂，这是一个重头。咖啡馆有肉桂末，很多人喝咖啡也得放点儿。

如果评天下第一药，我觉得应该是肉桂。为什么不是人参？因为天下第一方叫桂枝汤。既然天下第一方叫桂枝汤，那么天下第一药就应该是桂枝汤的君药，也就是桂枝。为什么叫桂枝？其实不叫桂枝，桂枝是一个通俗的称呼。

肉桂树剥下来的皮很厚、很宽，我们叫油桂，它本身就出油。《伤寒论》里讲的桂枝，不是桂树上小的枝条，因为在桂枝汤煎煮法里，第一件事就是桂枝去皮。如果是细嫩的桂枝，把带有辛香味的皮去掉，就剩桂枝的木头芯了，有什么用？可见《伤寒论》里说的桂枝就是肉桂皮。说去皮，就是把皮上那层粗糙的、不干净的、附着的东西刮了，然后让油质的部分露出来，让香气散发出来。所以我们坚定地认为，桂枝汤里的桂枝就是肉桂，就是现在厨房里用的肉桂。但扛不住人们总怀疑，所以我开方基本上是桂枝 15 克，肉桂 5 克，都没毛病。

肉桂是樟科，非常高大的一种乔木，树皮是灰褐色的，里面是枣红色的，原产地是热带地区，中国引种。能种肉桂的地方肯定气候温暖、湿润，肉桂在广西种植得非常多。

肉桂肯定是作为香料来使用的，用作烹饪材料和药材，其本身有很高的经济价值。肉桂有强烈的香味，是其特有的一种香味，其中花的香味最浓。它的枝叶、果实、花梗都可以用来提取桂油，制作化妆品、食品配料，比如巧克力就有肉桂的味道，桂油还可作为香烟的配料。

肉桂作为药使用的范围更广，另外它还作为芳香剂来使用。桂皮、肉桂粉在欧美、中东国家非常流行，他们烤面包、做点心、腌肉的时候，肯定要加点儿肉桂粉或肉桂油，一般是为了防腐、保鲜、提味、去腥、增香。可乐里也有肉桂的成分，我倒希望多放点儿，平衡一下可乐冰凉的寒气。

我对肉桂的认识是学了中医了解了桂枝汤以后。大家都知道冬至一阳生，夏至一阴生。我们把冬至一阳生叫阳旦，旦的本义是太阳跃出地平线，这是有形有质的东西。冬至无形的阳气开始升腾起来，尽管天气那么寒冷，这叫阳旦。阳旦的时候，要喝伊尹发明的阳旦汤，君药是肉桂，也就是说，现在的桂枝汤就是阳旦汤。

夏至一阴生，喝的阴旦汤其实就是我们现在经常说的小柴胡汤。这都是伊尹创制的天人合一的名方，我们到现在还用，只不过人们不知道它的出处了。

大家都跟我学了君臣佐使，桂枝汤是个标准的有君、有臣、有佐、有使的方子，主要目的是利用肝气生发，抓住肝气生发的那一瞬间，鼓舞肝气，升腾肝血。

桂枝汤的君药是肉桂，臣药是生姜，都是辛味的，要加酸味药反佐，用的是白芍（白芍是一种草本的花卉植物，我们用它的根茎来入药），还要用甜味药作为使，用的是炙甘草、大枣。所以，这是一个非常好喝的酸辣汤，而且以辣为主，以酸甜为佐、使。

桂枝汤能治太多病了，只要你有营卫不和、阳气不足导致的恶风、自汗、发烧等各种症状，都可以用桂枝汤调理。

肉桂在这里主要起什么作用？其实它比那些解表药入得深一点，深入到了营的层面。我们总说营卫，营其实就是身体参与水液循环的这层组织和结构。所以肉桂能调和营卫，在皮肤表层和皮下的组织液受到外邪感染或邪气聚居在这里的时候，能把它宣发出去。

麻黄、荆芥、防风都解表，但桂枝偏温里，它的颜色红、味道浓烈，可以唤醒脾胃，把藏在脾胃里的阴寒、积滞赶走。我前面给大家讲的小建中汤，就用到了肉桂和桂枝。

另外，治疗一些筋骨疼痛的患者，我们也以桂枝汤为底子，加一些祛风湿的药治疗，比如桂枝加附子汤、桂枝加葛根汤（底子也是桂枝汤，只不过加了麻黄和葛根）。还有桂枝芍药知母汤，用于治疗一些关节肿痛，我们叫尪痹，就是关节有点儿变形的情况。还有一些痛得比较厉害的症状，比如手指尖都变青了、紫了、黑了，外国人叫雷诺病，我们用当归四逆汤或更厉害的中药治疗，这里面都有肉桂的身影。

在麻黄汤里，麻黄是君，桂枝是一个很好的大臣，来解表、散寒、止痛。在有些方剂里，桂枝就是君，起到一种温和的调和营卫、沟通气血的作用。《伤寒论》里桂枝汤是一个大系列，以桂枝为君的方子，我们都归为一个系列方，分析它的归经走向、治疗的病症。善于运用桂枝汤，能治疗很多外感的急症。这是我给大家普及的桂枝的中药使用价值。

另外肉桂还有祛水毒、强心、利尿的作用。比如苓桂术甘汤治疗水气病——舌头肿得滴答水，心脏（臟）阳气不足，几乎要衰竭，而且会疼痛，这里面要加一些桂枝和肉桂，以强心、利尿。

还有五苓散，是在出现外感加水肿，类似肾病的症状时服用，也用到了桂枝。所以，它不只能化湿气，还能解水毒。

《神农本草经》里就有对肉桂的记载，“味辛温，主百病，养精神，和颜色，利关节，补中益气”，而且“久服轻身不老，面生光华，媚好常如童子”。你看这个药多美。

我在临床上观察脸上长斑的人，一般有瘀血的斑、水斑，还有生气长出的斑，这种斑西医一般叫色素沉着，其实我们认为就是瘀血痰浊的沉积。事实证明如此，我们临床上根据具体情况给患者服用桂枝或菟丝子等药，这些斑都能祛除。

有些老年人长了很多斑。我治过一个八十多岁的老爷子，总坚持冬泳，长了一身黑痦子，他认为很正常。我跟他讲，这是冬泳的寒湿化成的，他还不信。

还有一种临床表现叫奔豚气，总觉得肚脐跳得厉害，直冲咽喉，这其实是人虚极了的一种表现。这时要吃点儿人参，另外要吞点儿肉桂。肉桂有什么作用呢？引火归原。你本来发散得太厉害了，首先要把先天的这点儿元气止住，不让它漏；另外让它归位，各干各的活。母鸡就不要打鸣了，公鸡也不要去下蛋，就是这么个意思。

什么样的人不适合吃肉桂？很简单，嗓子疼、身上有出血点或有出血症的人一定不要吃，津液缺乏、干燥的人也不要吃，因为肉桂是一种热性的食材和药材。

10 葱辣鼻子蒜辣心，芥末辣得鬼抽筋

小时候我妈跟我说过一句话：“葱辣鼻子蒜辣心，芥末辣得鬼抽筋。”看似很普通的民间俗语，其实背后有很深刻的道理。

“葱辣鼻子”指葱白有一种通鼻窍和通督脉的作用，有人切洋葱的时候戴眼镜，还有人在水里切，这样它的气就不会冲到鼻子里，不会让人涕泪交流。

“蒜辣心”是指蒜吃进以后对胃黏膜有刺激，有一种在心窝热灼、疼的感觉，其实这是通心窍。胃的入口上脘穴的上面有个穴位叫巨阙，巨阙穴是心的募穴。

既然蒜能辣心，如果你有心实寒证，阴郁得不行，活得不痛快，吃蒜就能把阴寒化掉。正常人吃蒜，特别是紫皮蒜、独头蒜，会觉得辣心，而非常阴寒的人吃了以后可能觉得正好，感觉舒服。

“芥末辣得鬼抽筋”，指芥末能刺激人的神经系统。中医有没有神经系统？当然有。我讲过心胞这个脏（臓），就负责神经的传导，所以，芥末能振奋人心胞的气，实现力量或气的传导。

我们先理清一个概念，芥末指中国的黄芥末。日本人吃生鱼片用的绿芥末叫山葵，区别在哪儿？它们的来源不一样。我们的芥末来源于芥菜的种子，把种子磨成面，然后加入糖、植物油发酵以后做成芥末酱，或从里面提取芥末油；而日本的绿芥末是研磨山葵的根做成的。当然在日本也有做成牙膏管一样挤出来的芥末，里面大概含有 50% 以上的山葵。

芥菜本身长出来的枝叶、茎叶就是很好的菜。晒干了以后，发酵做成梅干菜。芥菜的根我们叫芥菜疙瘩，还可以做成咸菜；芥菜结的籽我们叫白芥子，是味很好的中药，直接入煎剂、散剂或膏方里。白芥子的味道是辛热的，它的作用是化痰、去阴寒、振奋阳气。而且我们认为白芥子能化

特别阴寒的痰。有些人长脂肪瘤，身上疙疙瘩瘩的，用它就能把渗入到骨髓、骨头里的阴寒透出来。我们中医有个方子叫“阳和汤”，里面就用到了白芥子。

作为食材来讲，把白芥子打成粉，加点儿糖，再加点儿盐、植物油调和到一起，就是芥末酱。芥末酱在我们的饮食中是常见的，比如老北京菜里的芥末墩儿、芥末鸭掌，基本上我们吃凉菜的时候都会用到芥末。

芥末窜鼻子，让人流眼泪，然后浑身抽，有一个很好的缓解芥末刺激性的方法是：当你吃完芥末呛着了，觉得受不了，这时马上闻一下白酒的味儿，呛鼻子的感觉马上就能缓解。为什么两个辛辣的东西叠加在一起不会给人造成更大的痛苦，反而会缓解痛苦呢？这就是我们说的药性里有个相互作用叫相杀，就是我进去以后，把你的作用抑制了。比如生姜跟附子都是辛辣的，但生姜能把附子的毒缓解掉。

芥末吃到嘴里微微有点儿苦味，但它的气是非常强壮、强烈的辛辣芳香，吃进去以后催泪。有一种毒气叫芥子气，它不是拿芥末做的，但味道就像吃芥末那么呛人。

追溯中国人用芥末的历史那可就早了，《周礼》中记载的宫廷御膳和食谱都把它用作食物的佐料和调料。后来芥末被慢慢传到世界各地，尤其在沿海吃生鱼的地方，芥末经常被拿来食用。也就是说，在日本人从欧洲进口山葵之前，芥末是生鱼片和寿司的主要调料。

从现代营养学的角度来说，芥末能刺激唾液和胃液的分泌，能增强食欲，其实这是表面现象。我说过芥末可以通心胞，可以振奋人的神经系统，此外，不光可以促进唾液和胃液的分泌，也能促使胆汁和胰液分泌。也就是说，这两个少阳腑是负责消化食物的重要器官，芥末能提振它们的阳气。

什么能抑制胰液和胆汁的分泌？我们发现有两类，就是水果和冷饮。现代医学研究还发现芥末里含有各种成分，对防止蛀牙、预防瘀血、治疗哮喘都有效果。所以，西方的营养学家也给患有高脂血症、高血压症和心脏（臟）病的人推荐芥末。

他们有他们的认识，我们有我们的认识。我们认为身体有痰湿或阴寒的状态下，用芥末相对有效；如果不是，可能会起到相反的作用。

我们中医用白芥子治疗阴疽，就是那种在身体里长得很深的、不痛不痒的硬肿块，甚至长在骨头上。现代医学叫骨髓炎，我们叫附骨疽。有些人得了性病，不是长烂疮，而是在生殖器官上长硬疖子。治疗这些疾病都可以把白芥子配在药物里，以化痰、通络。

另外，我们用白芥子来治疗风湿病。风湿病就是风寒湿气感染关节以后，造成关节阴寒、疼痛。有时我们还用白芥子来治疗寒痰咳嗽，就是体内有太多阴寒能量的积聚和阴性的痰涎、痰块的积累，我们用白芥子把它化掉或促使它排出去。

中医有个名方，叫“三子养亲汤”，三个子是白芥子、莱菔子、紫苏子。莱菔子就是咱们吃的白萝卜的种子，紫苏子就是紫苏结的籽。这个方子专门治老年人寒性的痰喘或哮喘。

吃生鱼片基本上这三个植物都用到了。有芥末（尽管不是咱们的黄芥末，是绿芥末），有大根丝（白萝卜切成的丝），还有紫苏叶裹着肉片。其实暗含了三子养亲汤的含义。

现在人们开发芥末油做精油，甚至还用于理疗、按摩，还有人用来防菌、除臭、防霉，这些都是白芥子阳气十足的表现。所以，无论是用作中药还是蔬菜，它都有开胃消食的效果。

11 山葵能振奋人的消化系统、振奋阳气

下面我说一下绿芥末山葵，山葵是日本从欧洲引种的。欧洲人也用，他们叫辣根。引种到日本以后，因为山葵对生长环境（水源、土壤）的要求特别高，所以种植成本也很高。日本静冈县主要出产山葵，我专门去参观过，确实风景很好，森林、湖泊边、沼泽地里专门种山葵。

山葵像咱们吃的小号的莴笋，可以用礤床儿一点点磨它，山葵上面有凸起的颗粒，一擦山葵就成末了。然后把山葵末放到盘里，吃生鱼片的时候蘸一下。因为山葵的种植成本高，日本也在中国广西和云南大面积种植，然后直接出口到日本。所以，普通老百姓能接触到的基本都是芥末膏。

芥末膏分三种，山葵含量超过 50% 的就是山葵，低于 50% 的是里面含有山葵，还有一种就是完全没有，就拿山葵的挥发油拌上其他色素或黏合剂。所以芥末膏有不同档次。

很多人说山葵能抑制细菌生长，所以吃生鱼片的时候要蘸山葵。其实不是，山葵能振奋人的消化系统、振奋阳气，应对吃进去的生冷的东西。如果海鲜不新鲜，那么怎么抑制细菌也抑制不了，除非泡到福尔马林里。所以日本的餐馆有一个特点，吃饭不允许打包。不是舍得浪费，而是因为打包回家以后，如果生鱼片放一下午或一天，甚至放到第二天吃，容易把人吃坏了。所以芥末是一个内求，不是外求的食物。

阴虚火旺、阴液不足的人，本身就上火。口角糜烂、眼睛红肿、尿黄、牙疼、咽喉痛的人千万别碰芥末，否则就是火上浇油，只会加重病情。

芥末酱或芥末膏的保存条件也是低温避光。如果吃进去以后觉得发苦或发涩，就赶紧别吃了，因为油会氧化酸败。

另外，日本人吃芥末蘸酱油。咱们如果想缓冲一下，可以蘸点儿醋。

12 鲜品的芳香化湿药：荆芥、香菜、薄荷、陈皮、橘红、香橼、佛手

荆芥：退烧、发汗解表、透疹非常好

荆芥，它本身是一种退烧、发汗解表、透疹非常好的药，而且我们临床用的是荆芥的穗，就是它结籽的东西。有一年我发现河南人吃荆芥的鲜品，我觉得很奇怪，没事总是吃发汗药干吗？后来他们把荆芥苗给我运过来吃，我一吃就离不开了，因为味道非常香，吃完以后觉得胃肠很舒服。

香菜能开胃、促进食欲、醒脾

香菜又叫芫荽、胡荽，是伞形科的一年生或两年生的草本植物，跟前面说的孜然和小茴香基本类似，这也是张骞出使西域后带回来的一种食材或药材。

现在有一帮人打着科学旗号说，你有吃香菜的基因就能吃，你没有吃香菜的基因就不能吃，这完全是胡说。基因只是条件之一，会不会表现出来有其他条件，这完全是基因决定论。有长寿基因的人胡来，照样短命。

对于香菜，你喜欢说明体内有湿气，你不喜欢说明体内阳气挺足，跟我说的吃奶酪和臭豆腐一样。你年轻时没来月经，没流过产，没遗过精，就不想吃臭味的东西；肾精流失多了，闻着那个味你就想吃。跟基因有什么关系呀？

说起香菜又想起我姥姥了。我小时候不爱吃香菜，是我姥姥连哄带劝带骗地让我开始吃，后来就喜欢吃了。香菜，我们把它归入发汗解表药里，因为我们不是把它当作食材来介绍。明清时期医生用香菜治疗一些小儿麻疹（现在比较少见了，就是小孩子身上出现红点，一层一层的），发高烧然

后惊厥出疹子。但有个特点，只要疹子呈鲜红的、颗粒饱满的状态透出来，然后自然消退，病就彻底好了。就怕疹子闷在皮下，阴阴地待着，小孩子昏睡，烧又不退。中医大夫观察到，如果用一种方法让疹子透出来，病很快就好了。他们选用西河柳和浮萍，还用点儿升麻和葛根。不是让孩子喝，而是加上香菜以后频频地给孩子熏洗——熏，让他闻这个味；洗，让药液接触他的皮肤。这时就发现香菜能发表透疹，确实是好药。

另外，中药教材上也说香菜能开胃、促进食欲、醒脾。我们把促进食欲叫开胃醒脾，调和中焦。其实中焦指胰腺，胰腺能分泌消化酶、消化液。所以，香菜是一个不可多得的好食材和药材。

我们平时做凉拌菜的时候，里面加点儿鲜的香菜。香菜本身就好吃，还能去一些肉类的膻味，比如芫爆肚丝、芫爆羊肉、芫荽汆羊肉等就用香菜去腥、去膻，增加菜肴的独特味道。另外做汤的时候，出锅后可以撒点儿香菜段，我们做葱油的时候也切点儿香菜根、香菜段，都非常好。

讨厌香菜的人不吃就不吃，你也别强迫人家吃。

只要种一棵薄荷，这一片全是薄荷

薄荷是一味著名的中药，也是一种很好的庭院养殖的植物，据说能防蚊子，但也招蚊子。我种过薄荷，薄荷特霸道，只要种一棵薄荷，这一片儿全是薄荷，然后其他草全死掉。

薄荷是一味带有辛香的中药，大家认为辛香的东西都是热性的，其实不对。辛只是一种发散的感觉，但它是寒、是温、是热还不一定。比如薄荷就是凉的，升麻也是凉的，菊花也是凉的，但味道都是辛的，还有冰片。千万不要产生所有辛香的东西都是热的这种错觉。

我们以前有位云南的厨师，他拿薄荷炖羊肉，我觉得这个搭配很有意思，一寒一热，一辛一膻，吃起来很香，汤也很香。所以我们调味、做汤的时候，慢慢地就把薄荷引进来了。

陈皮放的时间越长、保存条件越好、发酵程度越高，化痰理气的效果就越好

陈皮又叫橘子皮，但不是所有的橘子皮都可以叫陈皮。我们小时候吃橘子都玩过橘子皮，把橘子皮一捏，滋出来的水特别香，也特别辣眼睛，因为里面含有挥发油。

陈皮晒干了以后，那种短暂性的香味挥发掉了，但里面还有一种持久的香气久久不去。新的陈皮和老的陈皮区别在哪儿？陈皮放的时间越长、保存条件越好、发酵程度越高，它的性格就越温和，化痰理气的效果就越好，那种燥劲就没有了。

橘红化痰理气的效果比陈皮强得多

柑、橘、柚，包括香橼、佛手，它们都是芸香科植物的果实。

柚子皮经过很好的保存发酵，散发出来的香味不亚于陈皮。现在大家都在炒作陈皮，但他们炒作什么的时候我们就不买什么。所以我跟大家推荐，别人喝陈皮的时候，你们去买点儿化州的橘红（化橘红）。这是中国几百年来的一味名药，橘红化痰理气的效果比陈皮强得多。

香橼和佛手疏肝理气、泻脾胃

香橼和佛手是非常好的中药，我碰到肝郁气滞、胃不蠕动的人，都用它们疏肝理气、泻脾胃。

香橼和佛手本身也是很好的调料。其实它们散发出来的香味就很诱人，放干了以后煮水喝可以解腻、去膻气、去臊气、防止呕吐。所以，香橼、佛手本身是很好的药材，也是很好的食材。

最好的药房其实就在厨房，我们不要建药房，我希望在厨房里，大家用真空包装袋把我说的这些芳香化湿药一小包一小包封好，然后用的时候打开，做饭的时候用，生病的时候用。

13 香叶，只溶解在油脂里

香叶是一种典型的近代进口的香料，它是树叶，为什么这么说呢？因为在广西地区有一味中药也叫香叶，用来祛风湿，行气止痛，但它是多年生草本植物的叶子，它们完全不是一回事。

香叶来自月桂，月桂和咱们吃的肉桂比较接近，它们都是樟科植物。但两种树完全不一样，比如肉桂的叶子就没有用来作为调料，而月桂的树皮也不会像肉桂那样被剥下来当调料。月桂和肉桂很容易跟我们观赏的桂花树混淆。我们平常观赏的桂花树（也有四季桂），一般都是在秋天（阴历八月）开花的，属木樨科的观赏性植物。这种桂花树没有什么药用价值。

说起月桂，还有一个希腊传说，有个太阳神叫阿波罗，有个爱神叫丘比特，阿波罗看不起丘比特，因为丘比特是个瞎子（所以爱情是盲目的，爱情是瞎撞的）。结果丘比特就报复他，把一支金子做的箭射向阿波罗，阿波罗一下就欲火焚身，两眼放光，满世界寻找爱；丘比特又把一支铅做的箭射向河神的女儿达芙尼，用铅做的箭叫厌恶之箭，结果阿波罗去追达芙尼，达芙尼却对阿波罗没兴趣，他们一个狂追一个狂躲，追得达佛涅最后变成一棵树，叫月桂树。阿波罗不死心，就把月桂树的树枝、树叶摘下来，做了一顶帽子（冠），罗马的皇帝都戴着这个帽子，这就是人们经常说的桂冠。

我们吃的香叶就是月桂树的叶子，从地中海移种过来的，在我国南方的江苏、浙江还有广西都有引种。另外，中国古代还有一个词叫折桂。郭沫若儿时偷桃，老师出了上联："昨日偷桃钻狗洞，不知是谁。"结果郭沫若回了一句："他年攀桂步蟾宫，必定有我。"对得很好。

古人科举考试一般在秋天，中了进士一般就算得到这个荣誉，就像在桂花盛开的时候折了一枝充满香气的桂花，这叫折桂，跟西方的桂冠有点儿类似。但是记住，折桂的桂是木樨科的，桂冠的桂是樟科的，这是两码事。

其实，我们吃饭的背后有很多文化、哲学、故事，要学会讲故事，吃饭的时候想想这些故事挺美好的，讲给孩子听，你的孩子再讲给你的孙子听，这就有意思了，显得有学问、有文化，还会吃，多好。

我小时候看我爸用香叶，因为我们用的香料不是种子，就是根、茎，都是那种结实的硬块，只有轻飘飘的香叶显得很特别。我就问我爸为什么要用香叶。把香叶放在那里闻它的香气不是很强烈，必须得搓，拿手折断了搓，它的香气才会出来，用水煮香气不浓，甚至还有点儿发苦，但是你把它放在肉和油里，香气就会自然地散发出来，并且浸润到食材里。

现在研究发现香叶里这些香的元素是脂溶性的，只溶解在油脂里，特别是动物性油脂，所以这是它的一个很好的特点。从西方传进来，我们中国人用它做卤制品，卤鸭、卤猪肉、卤牛肉，有些人做羊肉的时候也喜欢放点儿香叶，其实就是发挥了它的这个作用。几片香叶就可以，量不用太多，有点儿秤砣虽小压千斤的感觉。

另外，香叶放的时间长了，它的气味会散失，因此基本上我们当年买隔年的香叶，家里用真空袋把它包装起来，吃完了再去进新货。

14 藿香：治疗水土不服，防治瘟疫

藿香是多年生的草本植物，按学科分类它属于唇形科。藿香在我国各地均有分布，它是一个原生的植物品种。我们上山采药时见过藿香，藿香长得很高，一根直直的茎，上面有叶子，开着粉红的小花，随手摸一下，摘几片叶子、几朵小花或折一段它的茎，手上就带有很浓烈的香气。

因为藿香是多年生的草本植物，在它长出新枝嫩叶的时候，老百姓其实是把它当菜吃的，就像荆芥一样。吃进去以后能唤醒脾胃，芳香化湿，芳香化浊，还能化痰，它本身就是一种很好的食材。

藿香很早就被作为中药来使用。《神农本草经》里没有藿香，在南朝齐、梁的时候，陶弘景把藿香收入在《名医别录》里，把它从食材变成药材。用它来干吗呢？《名医别录》是这么说的，治疗风水毒肿。什么叫风水毒肿？就是突然受风以后身体出现了水肿，有点儿像现在人们说的肾炎。而且《名医别录》说藿香能去恶气、疗霍乱心痛。去恶气是什么？北方人到南方以后，最受不了的就是湿气和浊气，也称为山岚瘴气。曹操在赤壁之战中失败一大半是因为这个原因，当时北方的士兵水土不服，遭受了瘟疫。后期的本草著作就把藿香作为一种治疗水土不服、防治瘟疫的主要药物。

总结一下，第一，藿香能行气，促进胃肠的蠕动。第二，能调和中焦，让你别吐，也别拉了，在中间好好运化。第三，能避秽祛湿，秽分为外面脏和里面脏，里面脏了有个表现就是口气特别臭，舌苔特别厚，一整天用刮舌板也没用，因为只解决了皮毛问题，没解决根本问题，这时就需要用到藿香。第四，现在人们还用藿香治疗外感，得了感冒、传染病、暑湿，出现恶寒、发烧、头痛、胸脘痞闷，没有食欲，吃啥都不香，呕吐、泄泻，有的是疟疾，有的是痢疾，都用到了藿香。藿香正气散或藿香正气水里用的是平胃散，组成为苍术、厚朴、陈皮、甘草，加上藿香、紫苏、白芷等辛温辛香的药，既能祛湿，又能燥湿、利湿，藿香正气水或藿香正气散成了宋朝以后留下的为数不多的几个著名方剂之一，确实造福了很多人。

为什么我提倡用藿香正气水呢？因为藿香还有其他香料的一些成分，不溶于水，溶于酒精，所以藿香正气水用醇制剂溶下的效果是最好的。当年我有一批外国患者，有几位是法国大使馆的，开始我治好了他们的腰疼，后来他们又来找我治其他各种病。他们旅游都不走寻常路，去中国最偏远、最落后的地方探险，卫生条件都很差，他们走的时候问我拿什么药，我说拿两种药，一种是藿香正气水，一种是小檗碱，一寒一热。我还告诉他们什么叫寒、什么叫热。人都会拉肚子，但拉肚子有时候得吃黄连，有时候就得喝藿香正气水，吃干姜、肉桂。然后他们高高兴兴地拿着就走了，我记得他们去的是藏区，结果同行的很多人上吐下泻，但他们什么事都没有，回来后兴高采烈地跟我说："哇，太神了！"这没什么好惊讶的，这是我们中国人几千年用人的大数据验证出来的结果，跟他们拿动物做试验得出来的结果能一样吗？而且我们是复方，他们是单方，根本不可相提并论。

大家记住，藿香是治疗胃肠性感冒、上吐下泻连带发烧的一种重要药物，所以《本草再新》说它能"解表散邪，利湿除风，清热止渴，治呕吐霍乱"，这真是一种不可多得的好药。

那么藿香有没有禁忌证？我讲过这些芳香化湿的药都偏燥、偏温，如果你是阴虚火旺，舌头上没有舌苔，有地图舌，舌有裂纹，吃辣的、咸的都受不了的人，最好还是远离这种芳香化湿的药材。

另外，我的一位好同道张宝旬认为，孩子发烧以后先别急着送医院输液，用湿棉球蘸上藿香正气水，给他敷在肚脐上，如果过一个小时退烧了，就不用去医院了。其实，这个方法是中医外治法加脐疗方法的具体应用，很多人发烧肚子是冰凉的，很多孩子发烧手脚是冰凉的，别只看烧的地方，也看看不烧的地方。这个方法不能百分之百保好，但起码让孩子少受罪，少因抽血挨一针，少往身体里面灌凉水。

15 紫苏，温和的发汗药

前面说过很多次了，包括说吃生鱼片的时候也提到了紫苏。紫苏是指叶子的背面发紫，或者全叶子都是紫的，所以叫紫苏，另外全叶子都是绿的也叫苏，只不过我们把它叫白苏。紫苏一般开紫红花，白苏一般开白花，香气可能比紫苏弱一点。

紫苏是我们中华民族长期使用的一种食材或药材，它在古代叫荏。这个字单拎出来大家可能不认得，但是说几个成语就知道了，比如光阴荏苒、色厉内荏，荏就是指紫苏。光阴荏苒是说像紫苏那样开花茂盛，因为它是一年生的草本植物，就是一年又一年轮替着开花、结籽，然后又到下一年，大家就感叹时光的流逝；色厉内荏是指紫苏内在比较柔，比较软，就是表面上很厉害，其实内心是柔弱的。

李时珍在《本草纲目》里记载“苏乃荏类”，此处没说是紫苏还是白苏，“而味更辛如桂”，意思是味像桂枝、肉桂，所以在《尔雅》里称之为桂荏。我在园子里种过紫苏，它非常好养活，对环境的要求不高，适应性非常强，根系特别发达，种下以后野蛮生长，一般到五月中旬差不多快六月的时候开花，九月中旬结籽，到十月中旬种子成熟，从播种到收获要一百九十天，也就是说紫苏是一年生草本植物。

紫苏的种子叫紫苏子，《齐民要术》记载，鸟特别爱吃紫苏子。我在前面讲过，紫苏子是三子养亲汤里的一个重要成分，专门治老年人的咳喘，能化黏痰，保持呼吸通畅。

紫苏首先是菜，它是调料，从古到今，都用它的叶子包肉吃。另外，它的茎叫紫苏梗，紫苏梗结的籽叫紫苏子，所以紫苏可全株入药。中药房用的是它的干品，但老百姓把它作为食材来使用，一般都是用鲜叶子。

如今，朝鲜、韩国、日本也保留了食用紫苏的传统，比如在朝鲜，就用紫苏包饭、包牛肉（生牛肉、熟牛肉），以及做紫苏酱，就是把腌的紫苏的叶子当咸菜吃；在日本吃生鱼片根本就离不开紫苏。

再来讲讲紫苏的药用价值。藿香正气水里就有紫苏，李时珍《本草纲目》记载，紫苏的主要功用是解鱼蟹的毒。吃了臭鱼烂虾会导致中毒、上吐下泻，因为鱼是一种水生的、偏阴寒的高蛋白食材，很多人的消化液中分解蛋白的酶不够用，导致对吃进去的蛋白不耐受，就像喝牛奶对乳糖不耐受一样，导致上吐下泻甚至出现皮疹、风疹等过敏症状。这时我们中医就用紫苏叶、紫苏梗熬汤，快速给患者灌服，就能起到缓解疼痛、止呕止泻的作用，效果是非常显著的。

另外，紫苏可作为一种温和的发汗药。我妈的老师马衡枢先生教他的学生内科治疗学，用了一本书叫《医学心悟》，其中有一个非常平和的治疗外感风寒湿感冒的方子，叫香苏散。因为马先生发现学生不知道深浅，学完《伤寒论》以后就滥用虎狼药，如麻黄、桂枝、附子、吴茱萸、干姜等，结果把人吃坏了。所以他晚年就选择使用《医学心悟》中比较中正平和的方子，这本书是清代的一个出家人程国彭（字钟龄）写的，里面有很多经典的方子，到现在我们中医界的教材里都有引用。

有一个非常好的发汗、解热、止呕吐的药，叫香苏散，里面用了香附，香附是莎草的根，我们叫香附子，还用了紫苏、陈皮、甘草，用来治疗外感风寒，甚至是风热。

另外紫苏梗还能治疗早期妊娠反应。怀孕以后，母亲跟胎儿是两个心脏（臟）、两套系统，母亲有时会改变口味，原来爱吃的现在不爱吃了，原来不爱吃的现在想吃了，所以有的人会“倒仓”，吐得厉害。这时你用其他中药怕影响胎儿，可以用几味中正平和的药，比如砂仁、紫苏，特别是紫苏梗，能起到平气安胎的作用，把气理顺。

紫苏子不用说了，除了祛痰止咳以外，还能化解身体里的痰核。炖肉的时候，最后放上几片鲜品紫苏叶，能增加一种香味，掩盖食材的腥味，增强人的食欲。特别是现在，人们将用紫苏子榨出来的油叫紫苏子油，一般供食用，既能取紫苏的精华，又能取它芳香化湿、行气化痰的作用。推荐大家在家备一小瓶芥末油、紫苏油、红花油（不是治疗外伤的，而是红花籽的油）。

16 佩兰，芳香健脾、发汗利尿，治疗各种外感风寒湿

佩兰的兰和我们现在经常说的空谷幽兰的兰其实是两个概念。在古代，我们说的兰主要指佩兰，按现代科学的分类属于菊科，是多年生的草本植物；而我们现在说的兰花，跟它不是一个科属，也没有什么药用价值，只有观赏价值。

佩兰在中国古典医籍里早有记载，在《神农本草经》里有记载，在《黄帝内经》里也有记载。《黄帝内经》传下来的是残本，有关《神农本草经》的内容、用药治病的方剂都失传了，但在三申道长的《玄隐遗密》中还有。《黄帝内经》中一共提到了 13 个方子，提到了一些药物，很难得，其中一个就是治疗糖尿病的方子。糖尿病患者经常会觉得嘴里发甜、发黏，舌苔也比较厚，《黄帝内经》给它定了一个病名，叫“脾瘅”，其实就是体内的湿气营养过剩了，要用芳香化湿的东西化解，叫“治之以兰”，这个兰指的就是佩兰。

《神农本草经》说：“（佩兰）主利水道。”它有利尿的作用，而且能“杀蛊毒”。以前有一种巫师作法，祝由给人下蛊，就是把各种毒虫放在一个盆里，让它们互相残杀，最后留下一个最厉害的毒王。他把毒王弄死，磨

成粉给别人投毒，这是一种特别恶毒的诅咒，或者说是一种投毒的方法。人中了蛊毒以后，上吐下泻，腹痛难忍。好比现在救治中了砒霜毒的人，会给他灌豆浆、灌绿豆水，其实佩兰也有这方面的作用，只不过我们现在应用的比较少。

佩兰的茎直立，叶子一般都分成三片，摸上去手就有香气，但这种香气不像藿香那么强烈，它有点儿像西方薰衣草的香味。兽医知道佩兰能解牛羊误吃一些毒草的毒，牛羊要反刍，食积了以后里面会有气，我看一些国外兽医直接在牛羊的肚皮上打个孔放气，放出来的甲烷气都能点着，所以有时候，兽医会有针对性地用佩兰缓解牛羊慢性中毒或急性中毒的一些症状。

到了后期，《名医别录》增加了佩兰的使用范围，说它能除胸中的痰癖，如果肺里有太多痰，我们有时会吐出有核或结成块的痰。更重要的一点，古人过清明节或上巳节的时候会沐浴，叫祓禊（在水里洗浴），用冷水浴完了还得洗个热水浴，一般都用佩兰熬汤来洗自己的身体，有时还用到益母草治疗身体的皮肤病、受风，还有一些瘾疹，所以佩兰也是一味很好的外用药。

现在人们总结佩兰可以芳香健脾、发汗利尿，治疗各种外感风寒湿，各种头痛、腹痛等症状，它配合藿香一起用，能起到很好的臣药作用。

为什么叫佩兰？古人会把叶、结的果实放干了以后装进衣服里，一方面，储存衣服的时候香气能防虫蛀，即使在南方那种潮湿天也不会长霉；另一方面，这种芳香的植物挂在衣服上，能让自己经常闻到这个芳香的气味，芳香醒脾醒神，这就叫服气，所以佩兰的佩，就是这个意思。

我觉得比较遗憾的是，佩兰芳香的气味比较淡，似有似无。这也符合中国人对香味的审美，美好的香味不是那种喷了一身的香水，散发着荷尔蒙的感觉。

总之，大家记住，嘴里发甜、发黏的时候，可以熬一杯佩兰喝下去。

17 “岸芷汀兰，郁郁青青”：所有因外感风寒、风湿、邪气出现的疼痛，都可以用白芷

说起白芷，我听过一个相声，他们去抓药说要白芷，结果店员给他一张 A4 的白纸，这是个笑话，就是说大家不认识白芷。其实我们对这个东西很熟悉，但是没有联想到它是味中药，是味香料药。在古代西域的香料进来之前，白芷是我们中华民族数一数二的香料。

香料的作用首先是避秽，我们原来叫佩服，佩是指佩玉、佩朱砂、挂狼牙，佩是一种图腾，或者像祝由那样为了驱邪，佩一些琥珀、南红玛瑙等，也叫佩。另外服就是把有香气、香味的中药做成香囊或香包佩在身上，祛除恶气、秽气、臭秽。

范仲淹的《岳阳楼记》里有一句话叫“岸芷汀兰，郁郁青青”，就是河边、水洲和沙洲上长着一些耐水的、耐腐的香草，其中岸芷的芷就 是白芷，汀兰是一种特殊的兰花和香草，这句讲的就是芬芳馥郁的感觉。再往前找，我们都知道有一个品行高尚之人叫屈原，他是贵族家的子弟，“峨冠博带”，人品和文采也都没的说。他不愿意跟别人同流合污，所以在诗词里就经常引用这些芬芳、苏世独立的植物，比如《九章·橘颂》里的“后皇嘉树，橘徕服兮”“嗟尔幼志，有以异兮”“苏世独立，横而不 流兮”，他总是借物咏怀，《楚辞》里的《七谏·沉江》中有一句话：“联蕙 芷以为佩兮，过鲍肆而失香。”

芷就是白芷，把芳香的兰草和白芷佩在身上，但“过鲍肆而失香”，鲍肆就是鲍鱼，鲍腥之肆就是指臭鱼烂虾臭得不行。这句话是说，我这么满身香气的一个人，如果进了这些腐败的地方，身上的香气也就没了。

我们现在低估了白芷的药用价值和食用价值，我讲这些的目的就是唤

醒大家对传统的尊重和热爱。

白芷属于伞形科的多年生草本植物，我们用的是它的根。白芷跟当归、独活有点儿亲戚关系，它们是一个属的，特点都是霸道，身上带香气，只要把它放进去就能显示它的存在，所以我不建议人们做当归炖鸡，因为做完后，整个汤不是鸡的味，而是当归的味。除非你用它治病，可以做当归生姜羊肉汤。

我们国家现在有杭州白芷、豫白芷（河南的白芷）、祁白芷（河北安国的白芷），台湾地区有一个变种叫独活，种类比较多，总的特点是它的根特别香。

白芷有以下几个作用。首先，它治疗头痛的效果特别好。有一个传说，古代有个叫王定国的人一直头痛，就是不好，后来到了都梁，请名医杨介医治，吃了三丸药头痛就好了。然后他就向医生请求药方，这就有点儿破坏人家的专利权了。杨介告诉他就是白芷一味药，把它粉碎，加点儿面粉和成丸药，就可以吃了。但因为药热，就用点儿绿茶送下，这么吃比较平和，他把这个方子叫“都梁丸”。中医方剂里有很多是单味药成方的，比如独参汤。

白芷治疗的头痛，通常被认为是头面部、眉棱骨这个部位的疼痛，其实不一定，所有外感风寒、风湿、邪气出现的疼痛都可以用白芷治疗，白芷的力量是足够的。

除了头痛以外，它还能治疗腹痛，包括痛经。肝经有湿寒或有瘀血、痛经可以用白芷治疗，也可以用前面说的那些芳香化湿、散寒止痛的药治疗。《神农本草经》记载，白芷可以美容——让皮肤变白、变细腻、变润泽。《神农本草经》是这么说的：“主女人漏下赤白，血闭，阴肿，寒热，头风，侵目，泪出。”有些人会出现迎风流泪的症状，也是肝经受了寒。

另外，《神农本草经》说它“长肌肤，润泽，可作面脂”，可以内服帮助消化，还可以做成面膜外敷，让皮肤变得白皙。

中药里有八个“白”，其中一个就是白芷。我们现在使用白芷，一方面把它做成香囊，让大家佩服带在身上。厚朴中医学堂以前出过治疗慢性鼻炎、过敏性鼻炎、鼻窦炎的香囊，主要有两味药，一味是白芷，一味是辛夷（辛夷就是辛夷花的花蕾，也是玉兰花的花蕾，没开花之前跟毛笔头一样，把它摘下来，北京人拿它做毛猴。剥开以后里面是黑的粉末，那个香味闻起来特别舒服），再加一味有点儿毒的药，叫细辛。把三味药研成末，然后冲服或煎服，就能治疗一些与鼻子相关的症状，比如鼻子流清水，很多人冷饮吃多了、空调吹多了以后，寒湿都积累在肺或鼻道、鼻窦里。

用这些药可以把寒气、湿气和水气逼出来。我们治疗鼻子失嗅，闻不到味，动不动就憋喘、张嘴呼吸，小孩子腺样体肥大，一般都要将白芷用作一味开窍的药。通过内服外用把里面的寒湿逼出来，病才能除根，否则都是在掩盖症状，一辈子也好不了。我治疗过深圳航空一位年纪跟我一般大的老总，他有过敏性鼻炎、过敏性哮喘。我给他治疗时，他开始流清水一样的鼻涕。有一次他说：“徐老师，你可让我丢人了。”我说：“怎么了？”他说：“我在员工大会上讲话，突然鼻子流出一大摊鼻涕，像水一样，把我的衬衣都打湿了。”我说：“恭喜你。如果这个东西不出来，你的病也好不了。”

白芷效果非常好。以前古人受了刀剑的创伤，里面的脓出不来，伤口不愈合，医生就用白芷配合黄芪等药促进肌肤生长，迅速形成脓液，脓液越厚说明免疫细胞越多，这体现了白芷在临床上的药用价值。

在食疗上，我们在炖一些肉或鱼的时候会使用白芷，做咖喱有时也会用到白芷，取的是它辛温芳香、行气止痛的作用。而且吃的时间越长，脸色会越好。

18 丁香花的丁香和这里说的丁香是两码事

大家记住，丁香花的丁香和这里说的丁香是两码事，完全是两种植物。就像我们说的百合一样，有观赏的百合，有药用的百合，也有食用的百合，要把它们分清楚。

观赏丁香是木樨科的灌木或乔木。我小时候住在大同西门外的平房，院子里种了一棵丁香树，丁香花确实很香；现在我们搬到小红门的校园里，也有丁香花。

唐宋有各种诗词歌咏，借丁香花表达情感，因为丁香花在开花前，花蕾是一串一串的，含苞待放的时间比较长，所以大家觉得它带有一种相思郁结的感情。

我们用作香料的丁香一般都在热带或亚热带栽培，它是桃金娘科的一种灌木或乔木。另外，丁香是分公母的，如果丁香在开花之前就已经形成花苞了，我们把它采下来晾干。采下来干燥的花蕾是橙褐色或灰褐色的，呈棒状的就叫公丁香，香气特别浓郁，而且药效特别好，我们一般也都用它来做食材。

什么叫母丁香？开完花结了果实，我们把它的果实干燥以后收集起来使用，是红色的圆形颗粒。母丁香的香气不像公丁香那么浓，一般我们用作煲汤食材或调料，而公丁香确实是入药的。

母丁香其实在陶弘景的《名医别录》里就有记载，名为鸡舌香或雌丁香，鸡舌就是形容母丁香长得像鸡的小舌头。它有什么作用呢？其实它就是一味辛、香、温的香料，吃进肚子里能温中、散寒，治疗突然发作的胃疼，甚至胸痹或类似现在说的心绞痛、胃寒、呕吐，而且丁香有一个特别好的使用价值——治疗口臭。对于牙神经暴露、龋齿、牙龈肿痛等导致的牙疼，嘴里含丁香，能暂时缓解。

因此，我一直说用丁香开发一种口香糖，嚼一嚼，让大家口气清新，这样还能预防龋齿。

葛洪（抱朴子）是著名的道士，也是著名的中医，他写了《肘后备急方》，这本书相当于现在的赤脚医生手册。“肘后”就是指随手就能拿到这本书的意思。书里记载了很多小妙招，其中就有突然出现胃疼或心绞痛，胸痛彻背，背痛彻心时，准备丁香末，最好是公丁香，如果没有，母丁香也行，用黄酒送服。一定要记住是黄酒，黄酒是药引子，能把药效带到血液深处。

另外我说过很多辛温芳香的药都能治疗一些生殖系统的问题，比如疝气、阳痿、性冷淡、阴冷、带下等，因为辛香的味道能鼓舞肝气，升腾肝阳，所以我们治疗疝气也用丁香，配合益智仁、砂仁、乌药、巴戟天等药。有些人裆下总是湿乎乎的，而且味道也不好闻，这种阴部的潮湿是肝阳、肾阳不足的一种表现。

可能有人会问，为什么肝经跟生殖系统有关，生殖系统不是属于肾吗？别那么狭隘，按经络循行，肝经起于大脚趾上行络阴器，络阴器其实像网兜一样，把外生殖系统网络了一遍，然后潜行入少腹，女性的附件包括卵巢都受肝经的影响。

做个简单的比喻，我曾经在讲课的时候说过，肾是提供子弹的，子弹是精子或卵子；肝是主发射的。只有子弹没有枪，打不出去；只有枪，但里面是空壳，发射出去也是空弹。

另外我们用丁香治疗一些食物疳积，特别是小儿疳积，属于阴寒冷凝。有的疳积属于热证，患者的嘴巴臭臭的、肚子鼓鼓的，一摸肚子发现里面是热的燥结，这就不适合用丁香，应该用秦艽、鳖甲、银柴胡、胡黄连这样的药；如果是冷疳，肚皮摸上去是硬的、冷的、冰的，小孩子被冰冷的东西激住了，这时我们就把丁香捣成末，然后拌上母乳或牛奶，兑一点儿姜汤，以治疗新生儿、婴幼儿的积滞。

另外把丁香研磨，然后把盐炒热，丁香为末敷在肚脐里，上面用盐包去熨它，让丁香的香气通过神阙穴（肚脐）透到体内。这时孩子的肚子就会发出鸣叫，同时伴有肠蠕动，最后拉出臭屎或放出臭屁，效果非常好。

我们也把丁香作为一种外洗或外用药，比如栓剂放到肛门里通便，也有一些栓剂是放到女性的阴道里，通过外用达到治疗的目的，比口服药更好吸收，疗效也更显著。

《金瓶梅》里有个女的叫王六儿，她是西门庆的一个情人，她跟西门庆说最近腰疼，而且白带比较多，让西门庆给她带点儿暖药。暖药其实就是我们说的芳香化湿、温经散寒的药，而且这些药一般可以通过坐浴或栓剂阴道给药的方式使用。这些药里就有丁香。为什么王六儿要西门庆给她带药？因为西门庆有好儿家药店，李瓶儿嫁给他，把前夫的所有药材供给、药店全带了过来。

我们有个著名的方子叫“丁香柿蒂散”，用来治疗寒性的呕吐。一般寒性呕吐我们煮碗姜汤就行了，如果姜汤不管用的话就可以用丁香。

《日华子本草》说丁香疗肾气，壮阳，暖腰膝。腰膝冷痛和阳痿基本上是相伴的症状，所以我现在治疗一些痛风患者，若伴有腰膝冷痛的症状，一般都要询问一下他的性功能。性功能弱的人，基本上都要用一些香料药。

另外，丁香还可用于急救，它具有醒神开窍的作用。丁香能在人昏迷或中暑，甚至得了热射病时使用，通过鼻嗅的方法就能让他开窍通神，还可以加一些冰片或麝香一起使用。这叫熏蒸疗法或服气疗法。

最后，丁香还有避秽、杀虫的作用，一般人食物中毒或有寄生虫，都能用丁香去解救。

19 陈皮的两个主攻方向——补肝泻脾

大家在炖肉的时候会放一些陈皮，都知道陈皮是橘子皮，但是以前吃橘子也不知道什么叫橘子，什么叫柑，什么叫枳，什么叫柚，分不清。感觉皮好剥的就是橘子，皮不好剥的就是柑。我小时候很少吃水果，所以看到别人吃水果就觉得很羡慕。家里来客人，我爸一般削苹果给人吃，我坐那儿就盼他削的苹果皮厚点，因为苹果皮都是由我来吃的。不过正因为我从小吃的水果不多，中的水果毒也就不多。看到大家现在天天吃水果，我真是万般痛心。

小时候看电影《林则徐》，林则徐晚上看地图的时候，地图边上放有一个小托盘，里面码了一盘橘子，然后他随手就拿起橘子剥了吃。我那会儿看到就很羡慕，心想我什么时候能混到这个样子。当时别说吃新鲜水果，吃水果罐头都觉得很奢侈。

我妈快五十岁的时候做了一个手术，那会儿来探望她的人都拿的水果罐头，结果我妈又把水果罐头捎到北京，我和我妹吃了一个学期。现在人们总提倡吃水果，但是过量食用水果对身体并不好，一是果糖会把身体搞坏，二是水果的酸、收敛、生痰、生湿都对身体不好。

我们都知道中医或道家认识自然的方法都是整体的，如果水果对人体不好，那水果皮就对人体好，这就是我们的思维方式。你吃荔枝上火了，把荔枝壳煮水喝就不流鼻血了。如果把糠跟磨好的粮食放在一起，粮食就分解得特别快。这是一种相辅相成、相爱相杀的关系。所以用陈皮炖肉，其实是用陈皮的香味中和食材的异味，另外发挥陈皮化痰理气的作用。

我们中医开方的时候经常用到陈皮，为什么？新鲜的陈皮含有香味，一捏橘子皮能滋出水，辣眼睛，但是很香，且那个味道容易挥发。挥发以后，只要保存得当，不霉变、不潮湿，陈皮里会沉淀出另一种香味，这就是结合自然界的微生物加上陈皮本身的质地，诞生了一种更悠远、更深厚的香，这就是现在广东江门新会陈皮卖得这么贵的原因。

新会属海洋性气候，空气中含有点儿盐分，光照时间比较长，新会陈皮的原料是茶枝柑，不是橘子，是一种柑。这种柑的特点是肉没法吃，又酸又苦，皮就拿刀一划三瓣，放在麻袋里阴干发酵。

我记得小时候我们吃完橘子以后，我妈就把橘子皮放在暖气片或炉子边焙干当药材用。

在吃肉类的时候，碰到一些油厚的肉类，我们都要加点儿陈皮，目的是解腻，以后我还会讲到一些反佐，比如放点儿山楂，其实是起到解腻的作用。所以，大家不要浪费陈皮。

另外，陈皮里像白膜一样的东西叫橘络，也是一味好药，可以化痰通络，还能治早期的心肌梗死、心脏（臟）病，千万不要小看这个东西，单卖也是很贵的。所以，咱们吃橘子的时候高级点儿，只吃一半，并且要把上面的络也吃了，最后把皮晒干当药用。

20 香橼、佛手是近亲

跟陈皮同一个属性，都是芸香科植物的还有香橼、佛手。香橼和佛手是近亲，是可以互相嫁接的，只不过香橼是圆乎乎的，佛手是变种，长出了很多“手”，但它们的味道是相近的。

我现在有个习惯，每年一到秋天就订一两箱香橼和佛手，摆在中堂、办公室里散发香味。据说慈禧太后不爱吃水果，但喜欢闻水果的香味，所以在她起居的地方经常会摆一些水果，这才高级——闻它的香，不吃它的肉。

陈皮、香橼、佛手是很好的药材，这类药材最早记载于《神农本草经》。《本草纲目》说陈皮“疗呕哕反胃嘈杂，时吐清水”。香橼和佛手比陈皮的力量更强，主要有两个主攻方向，一个主攻方向是疏肝理气，治疗生气以后憋闷得不行，肋骨痛（愤和怒不一样，怒是憋在里面不出来，愤是喷涌而出，你到底是愤还是怒？）。一般治疗郁怒的人，我们把香橼和佛手一起用。

另一个主攻方向是把脾胃里的湿痰和湿浊化掉。所以它的两个主攻方向也叫补肝泻脾。我在临床上碰到一些湿气和痰比较重的人，如果只有湿气，用藿香、佩兰、豆蔻就够了；如果上升到痰的阶段，就要用陈皮、香橼、佛手。

现在的人因为吃水果过多以后，形成一种水果积。古代医书上也专门谈到“果积”，这些人一天到晚就想吃水果，一般吃多了以后，肥胖，痰湿重，面色发黑、发暗，右肋下一般都有一个大的硬痰块。祛除的办法就是用平胃散（由苍术、厚朴、陈皮、甘草组成），加上生姜、香橼、佛手。既然是果肉的积滞，那就用果皮来化它。

这是个很有意思的特点，只要肋下痰块化掉了，人对水果的瘾就没了。原来是拐弯抹角、钻头密缝都想找点儿水果吃，现在就是把一筐水果放在那儿，他也不想吃了，这是我们说的要先祛邪。

21 咖喱和卤肉料包的配伍、制作

1984 年我考上大学，秋天入学。1985 年的 1 月放寒假，我回大同，跟我妈申请到一家药店去帮忙抓药、卖药。我记得是到雁北药材公司的一家门店，我在那儿干了十几天，最后好像挣了 14 块钱，折合每天 1 块钱。

当时正好赶上过年，我在抓药的同时发现了一个很奇怪的现象：很多人是因为生病拿着方子来抓药，我那会儿好学，会看患者的药方，然后问问病情，但有时人家来了就给你一张纸，上面写着五六味药，量还挺大。我问干吗的，人家说是熬肉的。我说："什么叫熬肉呢？"后来老药工告诉我："这叫肉药。"

就是说过大年了，家里都得炖点儿猪肉、牛肉，这时就要到药店配点儿芳香的药，他们叫肉药。回家拿纱布一包，放在炖肉的锅里，这样卤出来的肉很香。我才知道这叫肉药，他到药店抓药不是为了治病，而是为了吃饭。

卤肉有卤鸡、卤鸭、卤鹅、卤猪、卤牛，就没听说过卤羊肉。为什么没有？说心里话，羊肉加点儿盐吃就很香，不需要外来的香料给它增香或掩盖它的味道。如果不喜欢膻味，说明你的肝胆气足；肝胆气不足的人，特别喜欢羊肉的膻味。

神农尝百草，发明单味药；伊尹是个厨子，发明了《汤液经法》。前面我把芳香化湿的药物和食材挨个儿介绍了一遍，接下来给大家介绍怎么把芳香化湿的药物放在一起，由单味药变成一个方剂，帮助我们烹饪、烹调食物，也就是怎么把这些东西按君臣佐使的方法组合起来。那么下面要给大家介绍一些卤肉的配方和咖喱的配方，而不是单味药了。

22 五香粉的制作方法

我小时候经常吃五香豆腐干、五香蚕豆，很多地方烹饪面食的时候，烙个饼、蒸个馍，也会撒点儿五香粉，而且有的地方调包子馅，都会加点儿五香粉。

五香粉对激发人的食欲、促进消化液的分泌，特别是胰腺胆汁的分泌，都起到很好的作用。五香到底是什么？很多人不知道。其实根据我介绍的芳香化湿药，应该大概有个谱了。

五香粉在超市里就能买到，但我告诉你，买到的有形无气。为什么叫有形无气呢？香料的香气特别容易挥发，挥发完了以后，买回家吃的味和现打现磨的是不一样的。而且包装的东西为了保质，会加点儿防腐剂。所以建议自己做，每次做一袋，够吃一两个月。

先给大家说一下五香是哪五种香料。五香粉里面，首先是八角，最霸道，然后是花椒、小茴香、肉桂、丁香。六香行不行？可以，愿意加还可以加点儿陈皮。配方是 20 克花椒，20 克八角，小茴香、肉桂各 10 克，丁香 5 克，陈皮 5 克。如果做得多，可以按下面的比例，基本上是花椒和八角各占 2.8，小茴香和肉桂各占 1.5，丁香和陈皮各占 0.7。

香料准备好以后，先放到一个小碗里，倒点儿高度白酒，搅拌一下，浸泡 10 分钟。这是做一个前期准备。

为什么要这么做呢？其实香料里的很多成分溶于有机溶剂，比如酒精、脂肪，所以先泡一下，接下来要经过下一道工序，把它们炒一下。

准备好一口铁锅，小火均匀加热，然后把泡完酒的香料掰碎，掰得大小差不多一致，一点一点翻炒。酒精特别容易挥发，留下一点儿水汽，不停地煸炒。之后你会发现，香料经过翻炒后香气大出，而且颜色也开始发黄。

如果家里有捣东西用的杵和臼，就将香料放进去捣，捣成粉末状，过个筛子就行；如果没有，就用粉碎机、料理机打成粉；啥都没有，就放在案板上，拿擀面杖不停地擀、压、敲，然后过一遍筛子，反复这么打几次，五香粉就做好了。最后把它装进一个密封的瓶里或袋里，放在阴凉通风的地方，随吃随取。

23 十三香的制作方法

十三香的主要成分比五香粉多了一些芳香的药物，而且去腥、去膻、除臭、暖胃、散寒、止痛的功效更好一些。

十三香的主要成分：花椒、八角、白豆蔻、砂仁、肉豆蔻、肉桂、丁香、小茴香、木香、白芷、山柰、高良姜、干姜。花椒、八角各占 2.5，肉桂占 2，其他各占 0.3。

我们可以把十三香做成一个成品，放到纱布包里，扔在卤肉的锅里，不管卤什么肉都可以放点儿。十三香完全是君臣的关系，全是芳香的、辛香的、补肝泻脾的香料，如果加点儿反佐，可以加山楂、冰糖或甘草，这就是我们说的君臣佐使。

古代在没有低温保存肉制品技术的情况下，大家只好用卤肉的方法延长食品的保质期，同时也增加了食品的风味。但能吃新鲜的还是要吃新鲜的，这是我们的一个基本原则。在两害相权取其轻的状态下，我们用卤肉的方法。

而且有些食材的性质、特点不适合用太多香料药。比如炖鸡，鸡本身就很鲜美；羊肉也是，本身特点比较突出。像一些水禽的腥气比较重，比如鸭和鹅，鸭蛋、鹅蛋的腥气也比鸡蛋重得多。做鸭蛋的时候，应该放点儿胡椒粉和黄酒，平衡压制一下腥气。所以千万别搞成一种印象，不管青红皂白都要放卤料。

24 咖喱的制作方法

我们一说十三香就觉得很土，一说咖喱就很洋气。咖喱的制作离不开中药姜黄，姜黄是我们中医处方开药时必备的。

日本冲绳的居民其实是中国福建移民的后代，我去那里参观的时候，发现他们在那儿喝泡盛酒（高度白酒），也吃姜黄。酒的消耗特别高，但他们的肝病发病率特别低，当地的大夫跟我说，这跟他们吃姜黄有关。

姜黄其实是一种姜科植物的根，具有很好的保护肝脏（臓）和胆囊的作用。基本上所有的咖喱里姜黄都是君药，其他都是围绕姜黄制作的。至于红咖喱、绿咖喱，还有黄咖喱，就是里面加入了其他不同的配料而形成的。

这三种咖喱配伍不同，它们配伍的肉也不一样。比如你到泰国餐厅吃咖喱鸡、咖喱牛肉，咖喱是不一样的。根据不同的食材，我们用不同的咖喱。而且大家记住，现做现磨是最好的。提前把它打成粉包装，放个一年半载，最后有那个颜色，有那个形状，但没有那个气和味了。

在日本，我看到他们当年打的稻子不脱壳，而是直接装进麻袋里放着，等要吃的时候，每家都有脱粒机，把没脱壳的稻子放进去，脱完壳的大米就出来了。脱壳之前它还是生命，这就是“现吃现杀”。

说回咖喱，如果大家按我这个配料表，把带壳的豆蔻、肉蔻放在家里备好，拿真空袋封装好，今儿想吃咖喱了，按配料表调配，往料理机或搅拌机里一放，呼呼一转，再炖肉是最香的。

因为我在美国学习、工作过，工作时的老板是巴基斯坦裔人，所以他们的生活习惯我非常了解。我一直有个问题，在印度那么炎热的地方，动不动就高温四五十摄氏度的地方，为什么人们还要吃咖喱？后来得出结论，那会儿人们打仗、行军要带粮食，天气炎热不好保存，万一有点儿变质了还得吃。怎么办？就用大量的香料包裹食物，就有了咖喱。印度人、巴基斯坦人、斯里兰卡人，生活习惯基本上都是一样的，都用咖喱。

咖喱跟十三香最大的区别就是十三香里没有姜黄，而咖喱的灵魂在于有姜黄。所以如果没有姜黄就不能称之为咖喱。关于姜黄，前面已经讲了，它有很好的活血、化瘀、消食、化积及解酒毒、护肝的作用，不用再说了。

下面介绍三款咖喱，也就是我们经常到泰国餐厅吃到的红、黄、绿三种咖喱，它们到底有什么不同？不同之处在于，黄咖喱以姜黄粉为主，加上其他的君臣佐使对它辅助，所以最正宗的咖喱是黄咖喱。

所谓的红咖喱，其实就是在里面加了红辣椒，打成粉以后，红的颜色突出了，辣的味道突出了，在原来香的味道的基础上增加了辣的味道，所以叫红咖喱。红咖喱特别适合搭配那些阴寒的、不好消化的东西吃，比如说海鲜类、鱼类。

绿咖喱是不是加了绿辣椒？不是，像在十三香里加陈皮一样，它加了晒干的青柠檬的皮，所以它化果积、消食的作用就增强了，辣的味道反而不是那么明显。比如吃羊肉或鸡肉的时候，如果愿意放点咖喱，就放点绿咖喱，它的火性和热性不像红咖喱那么厉害。

总之，红咖喱极热，黄咖喱偏中，绿咖喱偏平。

咖喱制作的主要灵魂也在于比例。做咖喱我不建议大家先炒它，为什么不炒呢？因为你现在做的咖喱可能要放 3 个月到半年时间，如果是现吃，现做、现炒就可以。

现在跟大家说一下黄咖喱的比例。姜黄粉应该占比最大，占 32%；其实香菜籽是个很好的香料，也是做黄咖喱的一个主要配料，给它定个比例，占 24%，仅次于姜黄粉；剩下大比例的香料就是豆蔻，豆蔻有草豆蔻和白豆蔻，可以选草豆蔻 6%，白豆蔻 6%，合起来占 12%；还要用点儿孜然粉，占 10%；再加胡芦巴籽，占 10%（我们中医把胡芦巴当药用，外国人当食材用，胡芦巴治疗夜尿过多、遗精的效果也非常好）；再加点儿丁香粉，占 4%；再加点儿白胡椒粉，占 5%；最后放点儿辣椒粉，占 3%。以上就是黄咖喱的基本配方。

配料称好以后，放在一起打粉，一过筛，一封口，一包装，咖喱粉就做成了。等你做的时候，用黄油煎或放点椰奶，把它的香气调出来就行了。

下面说一下红咖喱。第一还是姜黄粉，占 30%；第二是红辣椒粉，占 12%；第三是白芥子的粉，其实就是芥末，占 5%；干姜粉占 5%；草豆蔻、肉豆蔻各占 3%；然后加小茴香 5%；最后香菜籽占 10%，丁香占 3%，肉桂占 2%，胡芦巴籽占 4%，芹菜籽占 5%。红咖喱的制作方法与黄咖喱相同。吃海鲜的时候放点儿红咖喱更好。

最后说一下绿咖喱。绿咖喱里加了青柠檬的皮，按照红咖喱的比例将红辣椒粉换成青柠檬皮即可。

在中国，咱们其实可以用更好的橘红来替换青柠檬皮。橘红就是柚子皮或新会的陈皮，也可以打点儿香叶进去，它的颜色偏青、偏绿。吃鸡肉或羊肉的时候可以放点儿绿咖喱。要用这些果皮把白芥子、生姜这些食材的热平衡一下。这就是制作咖喱的方法，大家可以试一试。

25 咖喱酱的制作方法

做咖喱牛肉不是说把牛肉炖好了，把我们打好粉的咖喱粉放进去就是成功了，这不对，它还有其他工序。把一个锅烧热，用特别小的火，先把打好的咖喱粉放进去焙一下，微微焙出点儿香味，千万别焙焦了，然后倒在一个小碗里。再在锅里放点黄油（黄油是牛奶里提取出来的脂肪，非常黏，没有太多异味），待黄油烧开以后，准备 100 克面粉，就是家里普通用的包饺子、蒸馒头的面粉。油温六成的时候，把面粉搅拌进去，这叫起油酥。等面粉全变得微黄或变成黄色以后，这时把刚才焙好的咖喱粉倒进去一起搅拌，就变成了黏糊的咖喱酱。

另外在泰国，人家都用鲜品制作咖喱，比如用点红辣椒、青辣椒、青柠檬皮，都是鲜品。他们用椰奶熬，熬至黏稠以后，把咖喱粉倒进去搅拌，变成咖喱酱。咱们不在泰国，就按我说的起油酥的方法做。油酥能把咖喱的香味很好地融在油里，所以也是一个很好的溶剂。在做咖喱鸡、咖喱牛肉、咖喱虾、咖喱鱼的时候，都可以如法炮制。

26 油泼辣子的制作方法

我说过，陕西几大怪之一就有油泼辣子当道菜。

2020 年我在日本的时候，正赶上春天下雨，身上感觉湿冷，想吃点香辣的东西，结果一翻厨房发现了辣椒面。因为在 2019 年，我们做了四期的日本集训班，有全国各地来的学员，都带了自己家乡的特产，其中西安的雷同学给我带了两袋地道的陕西辣椒面。

辣椒面有两种，一种特别细，另一种是粗的，上面有一些碎片。所以我一想，就做个油泼辣子。两袋辣椒面大概 200 克左右，就放在一个大盆或海碗里拌匀。

想要辣椒面香，除了用油激发以外，还有两样必备的东西——五香粉和白芝麻。白芝麻需要用熟的，提前拿小铁锅焙一下也行。如果不焙，就把白芝麻放在辣椒面的表面，用热油浇的时候，让芝麻先受热，芝麻的香气也能出来。讲究的话，还得拌点盐，因为辣椒面光香、光辣，不咸。这是第一步，先把辣椒面准备好。

第二步，做葱油。厚朴中医学堂春天的时候会教大家做葱油拌面。咱们准备好菜籽油，浇辣椒面一定要用菜籽油，用花生油和豆油都不好吃。因为油菜是头上开花，头上结籽，是火谷；花生、豆子是土谷，它们的种子都长在腰上或腰以下。

准备好葱、香菜、洋葱头，再切几片姜，在油温不是太热的时候放进去，小火慢慢熬。熬到油温上来，最后里面的水汽都没了，快焦了、快黄了，就把它们捞出去，炖肉的时候还能用，这时就剩下一锅葱油了。

捞出以后调中火，让油温升高一点儿，这时需要放一个秘密武器——草果。草果是力量非常强大的芳香药，能祛中焦的痰湿。油温高了以后，把草果敲碎放里面炸，炸至焦黄就捞出去。

在把草果捞出去以后，油温差不多七成到八成热，也就是在不冒烟的状态下，把刚才准备的拌好的五香粉、盐，还有撒上白芝麻的辣椒面海碗挪过来。这时用勺子舀出锅里的热油，浇在拌好的辣椒面上，同时搅拌一下。

这也是个技巧。油温太高，浇上去就有点焦苦；油温太低，香气又激发不出来。基本上得分两三次浇，浇完一次，把上面浇熟的辣椒面翻下去，把底下没接触到油的辣椒面翻上来，最后把这一锅油浇进去，油泼辣子就做好了。

油泼辣子做好以后，基本上就放在那儿当下饭菜。比如做好面条了，拌个油泼辣子面也很好吃。其实重庆小面跟这也差不多，只不过香料不太一样。吃馒头的时候，掰开馒头在中间抹点儿油泼辣子，嚼起来也很香。

我吃生鱼片的时候不蘸芥末，拿生鱼片卷上油泼辣子吃，也很好吃。

如果大家觉得太辣需要反佐，可以放点儿醋或挤点儿柠檬汁。吃一口油泼辣子，打几个喷嚏，流点儿稀鼻涕，体内的寒湿就能被逼出来。

有同学说可以到超市买，但买的不如自己做的放心。

27 茯苓，补益脾胃，泻肾

下面我给大家介绍一下祛湿的另一个方法——淡渗利湿。

芳香化湿的食材或药材会有一种辛香、辛辣或麻辣的味道，能唤醒我们的消化功能，而以下推荐的一系列药物走的是另一条路线，性味甘淡，性质偏平。它的主要作用，第一补益脾胃，第二泻肾。泻肾可以利尿，通过利尿把体内多余的湿气、湿浊或水饮排出去，故淡渗利湿药也是中药配方里不可或缺的一大门类。

我给大家介绍的第一种药叫茯苓。茯苓是一种菌类，寄生在松树的根部，长出一个大的菌包，外面包着一层颜色偏黑、偏红的膜，切开以后里面是白色的块，其实是白色的大菌包。

为什么叫茯呢？刚才说了，它寄生在松树的根部，所以它在潜伏；为什么叫苓呢？大家记住，苓有一种像粪便的臭味，或者是像发酵了以后粪便的臭味。所以，新鲜的茯苓挖出来以后就带着一种臭味。大家可能觉得自己不喜欢臭味，为什么还要吃这个东西呢？你要记住，香和臭可能就是一个浓度和剂量的区别。

举个简单的例子大家就都明白了，西餐里有一种菌叫黑松露，味道特别奇怪，而且特别名贵，一小块卖好几百欧元。黑松露饭或菜里有点黑松露的，其实就是拿锉刀在你面前划拉几下留一两克末。黑松露跟茯苓有点像，也是一种菌类，长在很厚的腐殖层土壤中。

怎么找黑松露呢？因为它埋在地底下，人看不见，所以人们就训练出了猪来找黑松露。据研究，黑松露发出的味道有点像母猪发情以后生殖器官分泌出的液体的味道，所以找黑松露还得用公猪。猪的一个特点是“猪往前拱，鸡往后刨”，它一拱，人在它拱的一瞬间赶紧把它拉住，就把黑松露刨出来了；如果拉不住，黑松露就被它吃了。

酱豆腐、臭豆腐、奶酪本身也有一种臭味，其实它对人身体的生殖系统有很好的补益功能。

大家记住，新鲜的茯苓会有一种臭味，茯苓晒干、晾干以后切块，或者像削纸一样把它弄成纸卷，都是入药的。

还有一种更珍贵的茯苓，包着一块松树的根。整个切开以后白块里有偏红或偏黄的木头，叫茯神木，它的效果比茯苓更好。但现代社会人们为了挣钱，造假特别多。现在市场上真正的野生茯苓很少，假茯苓太多了。

北京有一个著名的小吃叫茯苓饼，其实就是药食同源，把茯苓加在面食里给大家吃，尤其适合一些身体有虚囊水肿、水湿过重、一伸舌头滴答水的人。茯苓是非常好的药材和食材。

另外，茯苓还有一个特点是它能安神。茯神木能让心神安静下来，潜伏下来。

记得小时候我妈把参苓白术散掺在馒头里蒸着给我吃，要多难吃有多难吃。那也是药食同源的一个试验，参是人参，苓就是茯苓。茯苓配人参，再加点白术和甘草，这叫四君子，是调和脾胃特别好的药。

28 玉米须，利尿排湿的好食材

煮玉米的水不要倒掉，当成热饮喝，有很好的利尿效果。

单独把成熟的玉米穗上的玉米须拔下来入药，也有很好的利尿排石效果，且没有毒副作用。

现代医学除了透析以外，对肾功能不全或尿毒症没有太好的治疗办法，中医是有办法的。我们为了防止肝肾功能继续损坏，不用药材，用一些食材，还用一些非药物疗法，比如艾灸和刮痧。

厚朴中医学堂的医生用艾灸的方法温暖人的下焦，温暖人的肾脏（臟），好多人把肾里养了多少年的肾结石排出来了。我特别反对用超声波震动排石的方法治疗，石头是排出来了，但肾也会受到很大的实质性损害。

真正环保、绿色、无毒副作用的治疗方法还是中医的方法，所以本身有肾功能不全或尿路结石、肾结石、输尿管结石的人，可以有意识地在饮食里加一些玉米须。

29 芦根，利湿、化湿、排湿

芦和苇是相似的两种植物，但是有区别的。唐朝药王孙思邈写的《千金要方》里就提到了苇茎汤。他用苇接近根部的那一段熬药，治疗肺里的脓疡感染，包括肠子里的脓疡感染。

芦根是在水下的部分，出淤泥而不染，本身就有很好的利湿、化湿、排湿的效果。所以在《温病条辨》里，吴鞠通写很多人发烧总是不退，发汗也不退，其实是有湿邪在里面。如果通过芦根和滑石，让他以排尿的方法排出湿邪，热很快就能降下来。其实就是恢复了肾脏（臟）的泌尿功能。所以，我推荐使用芦根。

另外芦根很香，煮到水里自然就有一种香气出来，端午节如果用芦苇的叶子包粽子，整个屋子全是香的。所以它本身也有芳香化湿的作用。

30 土茯苓，治疗性病没的说

土茯苓，这个药我上学的时候就知道。土茯苓能治疗一些性病，像梅毒、淋病。

上大学第一年寒假我到药店里帮忙抓药，抓药的人看了方子，然后问："你们家人得的什么病？为什么要吃这个药？"就是检查一下方药是否对症。后来有一次抓药，看有人抓土茯苓，我就怀疑他们家人得了性病，结果绕来绕去问人家，原来是皮肤的溃烂和湿疹，不是性病。于是就知道，原来土茯苓利尿排湿的效果也很好。

真正让我开眼的是到广州出差的时候，住在一个朋友家里。我特别喜欢广州，有市井烟火气。他们的小区边上有个很好的菜市场，我有两大感受，第一，他们的菜都是洗得干干净净摆在那儿卖，也就是说买回家不用再洗，就能直接下锅；第二，各种食材都分类摆好、切好了。我记得还有卖香肉的，整个动物挂在那，很恐怖。

另外我见到了大块的土茯苓，鲜的土茯苓，又看到卖菜的人在煲汤，煲汤的时候先把排骨放进去，然后拿刀剁土茯苓，剁成滚刀块，有点儿像咱们砍红薯、山药的感觉。鲜土茯苓放到锅里煲出汤，可见这些人真的很懂生活，很懂得因地制宜、因时制宜。

土茯苓不仅是药材，也是很好的食材，在南方那种湿热熏蒸的地方，应该经常吃点土茯苓化湿利尿。

土茯苓是百合科的植物，它的植物名称叫菝葜。有鲜品也有干品，这是一种常绿的灌木，是一种木本植物。我们用它的根茎，一般都在夏秋采挖，剁成块或切成片。其味甘淡性平，解毒除湿，通利关节。

最早杨梅疮就是性病，包括淋病、梅毒，开放口岸以后从海上传入我国。得这个病不管中医还是西医，采取的方法叫以毒攻毒，用含有汞的制剂来治疗梅毒。但以毒攻毒造成的恶果就是病毒好像被抑制住了，毒副作用却给人体带来了更大的伤害。主要表现就是肢体疼痛、痉挛、拘急，开始抽了，还有的表现为下体生殖器官的溃烂，有的表现为分泌特别恶臭的黏液，有的女性感染了以后白带恶臭，包括一些 HPV 阳性的女性。我们一些中医大夫就尝试用土茯苓来治疗性病。

查了一下中药典籍，对于用土茯苓治疗这些疾病，包括下肢感染及腹股沟淋巴结肿大、疼痛，很早就有记载了。书里记载用土茯苓治疗杨梅毒疮，还配有一种中药叫萆薢，一起用于治疗。

《本草纲目》就记载得比较详细了，发现土茯苓有红、白两种，而且白色的土茯苓疗效更好一些，说吃土茯苓能祛风祛湿，风湿一祛，筋骨就变得强健，关节变得灵活。到后期我们用土茯苓离不开治疗风、湿、毒三类病症。李时珍总结得最好，说它健脾胃，强筋骨，祛风湿，利关节，还能止泄泻。所以，我非常推荐这个药。

31 五指毛桃，利水渗湿

2020 年我们在深圳办了一场筑基同学见面会，我演讲了两小时。当时正是新型冠状病毒猖獗的时候，大家都问怎么预防。我给大家推荐了一个方子。后来过了几个月广东开始流行新型冠状病毒，广州的中医专家组推荐了一个方子，跟我几个月前在深圳演讲时说的方子就差一味药——火炭母。

在深圳演讲的时候我推荐的方子主要提到了土茯苓和五指毛桃。五指毛桃是广东岭南地区一个非常有特殊地域性的药。它叫五指毛桃，是因为它的叶子分 5 片，像分开的五指。我们用的是它的根，这个根是当地人煲汤的一种食材。

它本身有一种香味，有一种奶香，而且五指毛桃利水渗湿的效果特别好，所以我就做了推荐。

大家都知道，到了广东要喝凉茶，凉茶有王老吉、加多宝，现在还打着邓铁涛老先生的名字出了邓老凉茶。

去广州时我吃过一次谭鱼头。为什么吃谭鱼头呢？大概是在 2005 年，我给一个有严重焦虑症的患者看病，他没法坐飞机，也没法坐火车，只要在密闭空间就发作，就会昏过去。我去广州给他看病，一住就是 1 周或 10 天，天天给他扎针，然后和他聊天。我那会儿天天吃早茶，后来吃腻了，就决定换换口味，于是跑去吃谭鱼头。

吃谭鱼头时，商家配了一碗解毒的茶。但我嫌茶有点苦就没喝，结果当天晚上嗓子就肿起来了。我就知道在四川吃谭鱼头跟在广州吃谭鱼头真是不一样。

大家要注意，以前没有空调，喝凉茶差不多是对的。现在夏天吹着空调再喝凉茶，我觉得你们真要闹病。这是我对在广州、深圳、珠海的一些朋友的建议，咱们还是摸摸肚子再决定是喝姜茶还是喝凉茶吧。但五指毛桃、土茯苓、茯苓、玉米须这些药没有寒热之分，性质偏平，建议大家多用。

32 白茅根，清热利湿利尿，止血

最早我是跟着师父裴永清教授用白茅根治疗一些小儿鼻衄，就是流鼻血，一般都要引热下行。“茅根止血与吐衄，石苇通淋与小肠”，这是我小时候背《药性赋》就知道的事。然后跟着老师抄方看病，又知道白茅根有很好的清热利湿利尿，以及止血的作用。

白茅根是药材，不是食材，但那种特别热、特别毒，身上不停地长疮疡，疮上不停地出血的人可以考虑用一些白茅根。

掌握好这些芳香、甘淡的食材和药材，对付生活中的一些小毛病，绰绰有余了。

还有同学问："不是还有苦温燥湿吗？"这就交给大夫吧，因为我给你开黄连，黄连炖鸡，苦参炖鸭，也不合适，该吃药咱就吃药吧。

33 餐桌的礼仪与规矩

千万不要为了规矩坏了自己吃饭的心情

现在我讲一下餐桌的礼仪和规矩。一说礼仪、规矩，大家都有一种感觉，是不是我要端庄起来，打领结，左手拿刀，右手拿叉，正襟危坐，吃饭不许出声，不许吧唧嘴，等等。不是。

先说一下讲究餐桌规矩或礼仪的目的是什么，目的是让大家高高兴兴地吃顿饭。吃饭可以自己吃，和家人吃，还有出席宴会和外人吃，有 3 个不同的场景。吃饭需制定规矩。你可能会说，我自己吃是不是就可以没有规矩？和家人吃是不是可以放松点？出去吃我再端庄起来可以吗？

其实，道家最反对这些乱七八糟的规章制度。如果你的发心祈愿是对的，其他这些技术、手段、方法有可能不尽如人意，或者不够完善，甚至破坏了一些规矩，但它也是对的。

制定这些礼仪、规矩的目的明确了，在这个目的下我们再说规矩。千万不要为了规矩坏了自己吃饭的心情，或者为了规矩破坏了一些重要的家人、朋友之间的关系，真的没必要。

举个简单的例子大家就明白了。我们鼓励人们消灭老鼠，谁消灭老鼠多就给谁奖励多。结果老鼠尸体太多，又有点脏乱臭，然后就说大家交老鼠尾巴。大家交的老鼠尾巴越多，获得的奖励就越多，最后有的人就开始在家里养老鼠。

想想现在，很多考核、审定的标准都是这样，自己制定规矩，却造成了反面效果。本意是要消灭老鼠，但这种规矩定下来以后会让人养老鼠。我们制定吃饭的规矩、教养和礼仪的目的是让人高高兴兴吃饭。如果制定的规矩让人吃了不开心，那就会走向它的反面。

跟大家分享两个小故事，一个是关于日本人的。日本人特别讲规矩，已经到了我认为变态的地步，表现在以下几个方面。

第一，唐宋喝茶的仪式传到日本后，被日本人很好地保留了下来，他们叫茶道。我也看过茶道表演，表演的女性穿着和服，梳着发髻，脸上化的不是淡妆，也不是艺伎的浓妆，表情端庄肃穆，行、走、坐、卧、冲、泡、刷，各种动作一气呵成。但结果竟然就是喝抹茶，是用唐宋那种喝茶的方式喝茶叶末，还要冲出茶花，要在建窑的黑碗里看茶的各种气泡，就跟现在人们喝卡布奇诺似的，要弄出样。

那茶非常难喝！喝得我胃痛不说，入口的回甘、通神什么都没有，我非常反感。喝茶的目的失去了，最后就走向了呆板地为了喝茶而喝茶。

第二，日本除了学中国文化外，还学了不少西方文化，而且在明治维新前200年就开始学了。

日本也学西餐，而且学西方的食品工艺，比如日本的巧克力就做得很好。我们在机场经常能买到“白色恋人”巧克力夹心薄饼，“白色恋人”不是送给有亲密关系的恋人，而是送给一般的好朋友或同事、领导。然后学西方做葡萄酒、威士忌，做得非常好。

日本人也学做意大利面，放开水里一煮，煮个半生不熟，然后抹上番茄酱，拿叉子卷起来，很优雅地放到嘴里。我是吃不惯，我喜欢吃新擀的面，方便面是没办法才吃。

日本老师跟大家说，千万不能发出任何声音，以显示自己的高级、优雅。意大利面是死面，筋道，有嚼头，不论打卤、炸酱，就应吸到嘴里，有嚼着、咽着那种快感。电视剧《白鹿原》里有很多吃面的镜头，尤其是身体特别好的黑娃，吃面让人看着就香。日本老师却说别吧唧嘴，我觉得真没什么。

日本老师带着一帮学生到意大利游学，到意大利餐馆点了意大利面，就开始优雅地吃，结果发现周围的意大利人全在吧唧嘴，老师就一脸惊讶，同学们也大惑不解，其实吧唧嘴挺正常的。

还有一个故事讲的是欧洲的贵族。欧洲人特别看不起美国人，认为他们就是一些从欧洲逃出去的新移民，没文化、粗鲁、野蛮。欧洲以文明、古老著称，也以烦琐的各种礼仪、规矩著称。

有一次卓别林去欧洲访问，一帮欧洲贵族宴请他，大家都穿着燕尾服、打着领结在那很优雅地坐着吃饭。这时端上来一碗又一碗清水，每人面前放了一碗，卓别林也不知道是口渴了还是怎么回事，拿起来就喝了。结果后上的一道菜用手吃，这碗清水是拿来洗手的，场面一度十分尴尬。但在座的贵族没有嘲笑卓别林，也没有给他讲这是洗手的，而是都学着卓别林，端起那碗水喝了一口。

其实，这就是说餐桌礼仪是让宾主尽欢，大家高兴，而不是成为一个大家互相鄙视、嘲笑的借口。

我为什么要学做美食？一是小时候受家里影响，另外是离婚以后，一个人就过得心灰意冷、很糙。我有次一个人买了速冻饺子，煮开了以后放盘里，却找不着筷子，最后用牙刷和改锥并在一起吃了顿饭。这件事对我的触动特别大，我觉得真是在作践自己，居然自轻自贱到了这种程度。你指望别人善待你、尊敬你，但你却对自己这样，最终我被唤醒了。所以自处真的可以对自己生活产生很大的影响。

吃饭的时候一定要注意的事

吃饭的时候一定要注意这：我在吃饭，吃饭是我人生最重要的事，然后我要好好吃这顿饭，享受这顿饭的滋味。所以我不可能做一边看手机一边吃饭的事，我也不可能做一边走路一边吃饭的事，我也不可能做到外面小摊上吃拿塑料袋蒙着一个纸碗这种不干不净的饭这种事，我也不可能到一家用地沟油做饭的饭馆去吃东西，我也不可能点各种便宜的外卖……

专心吃饭、不自轻自贱的时候，你的嗅觉和味觉都会特别灵敏，吃的东西有什么不合适，你不会吃它。吃的东西味道不对，吃进去以后你很快就会吐出来，或者把它排出来，你的身体就不会受这种东西的伤害。而不是我们现在分着心，然后无知无觉地吃饭，最后把自己吃坏了也不知道。

我后来买了 10 盘部队食堂教做饭的录像带，就学着做，开始给家里布置好的餐桌、餐具。我最早没有餐桌，装修把钱都花完了，是拿剩下的瓷砖垫起来，支了个三合板当桌子，蒙了一块布。买了好看的餐具，开始不用一次性筷子，不用不是要保护木材，而是因为它本身就不干净，它经过加工制作、漂白消毒以后本身就不卫生。我一个人吃饭的时候基本上是两个菜，一个汤，一个主食。自己高高兴兴坐下来，正正经经吃饭，而且能吃口热乎饭。而不是把东西从冰箱里拿出来，微波炉一热，然后嚼几口。

三申道长他们修行人士早晨起得很早，然后中午吃一顿饭，而且他们都是真吃素。因为一吃荤腥，身体就不舒服。下午基本上不喝水，不吃饭，一直到天黑。这是修行人。我现在争取做到天黑以后不吃饭，不喝水，不要总是满足口腹的欲望，人应该活得高级一点。

我现在即便是一个人吃饭，也要讲究原材料的选择，不像以前那样，买个大冰箱把东西往里一塞，半成品、冷冻食品买回家一热，这真是在虐待自己。

家庭吃饭的礼仪

说一下家庭吃饭的礼仪。

家庭吃饭之所以要有家庭，就是一种符合人性的自然选择。那么家里人一起高高兴兴吃顿饭，比一个人吃的效果会更好。就从成本核算来说，假如你是单身，然后自己花那么多钱做饭，两菜一汤一主食，吃饱了还剩二分之一、三分之一，扔了可惜，吃剩饭又不乐意。既然做了这么多饭，有一个人跟你一起吃不挺好？

人是群居动物，一个人吃饭是一个有定力、有修行的表现。呼朋唤友一起吃饭，大家搭伙吃饭，这才是符合基本人性的一种生活方式。我调到大学校办工作的时候，有个副主任叫王毅夫，是我的师兄。这个师兄工作能力很强，也有才华，而且天生乐天派。大学里各种乱七八糟的事情，到他眼里都不是事儿，而且跟领导、同事的关系都处得挺好。我们原来有个书记，组织一些当年团校的老校友到中医药大学聚会，聚完会以 后，王毅夫就跟书记聊天："您的同学真是一个个都有才华，有才能，为 祖国做出贡献，位高权重。"书记一听就挺高兴，然后王毅夫就来了一句："明眼看，相比一下就您混得惨。"把我们的书记弄得哭笑不得。

其实，他就是天生的乐天派，非常达观。他有个特点，跟他一起吃饭，看他吃饭特别香。我经常说："谁要得了抑郁症、厌食症，不想吃饭，就在王毅夫边上看他吃饭，然后你就想吃饭了。"

搭伙过日子或一起吃饭就有这么一个好处，心情低落的时候被人拽着出去吃顿饭，正好换换环境，换换心情，这是人类调整自己身心状态的一种非常好的方法。

我 1998 年刚从美国回来时辞职、离婚，心情不太好。那时我一到晚上就想起我的大学同学王鲁民，他现在已经去世了，我很怀念他。他上大学的时候钱花得快，基本上半个月就把一个月的饭票花完了，然后就跟别人借钱。我们几个同学跟他打赌，调侃说：“你要是能蹲在厕所把这碗方便面吃了，我就把这一箱方便面全给你。”他还真蹲在厕所，把面给吃了，最后赢了一箱面。这是个心理素质极其强大的人，他不管碰到什么事都说：“这还叫个事儿？”与我这种拿着鸡毛当令箭心态的人，正好互补。

他那会儿一到晚上就给我打电话：“吃了没？在哪呢？一起吃？”然后就拉着我出去吃饭。1998 年夏天他还拉着我一起去湖南长沙出差，去了岳麓书院、韶山，一路上用热情、温暖感化了我，让我这个本来没什么食欲、没什么心情的人，变得温暖阳光起来。

人是群居动物，一定要有意识地调整自己离群索居、闭门造车的状态，跟大家交流和交往。

从家庭来讲，家庭应该创造一种氛围，一起吃顿饭是家里最高兴的事，而不是走个形式。我看到很多人都是家庭关系不和睦，但碍于情面又得假装和睦，逢年过节大家聚在一起，各怀心事，假装吃顿团圆饭。吃饭的过程中难免发生各种言语冲突、肢体冲突，最后掀桌子。这其实就是没有处理好家庭关系，把这些东西体现在餐桌上了。

家庭吃饭礼仪，首先要体现出教养。教是违背人性的，有时违反你的欲望或违反你当时的欲望。教的一半是孝，孝也是违背人性、违背人的欲望的。

从动物界来讲，老了没用了都被淘汰、舍弃，从而保持种群、族群的发展。偏偏人不是这样，因为人发展得强大、有能力了，就会形成一个社会，救济衰老无用的人，在这个基础上发展出一种孝的文化。记住，一定是组织或族群、社会强大了以后才会有这种情况，不然单纯追求孝，会把整个族群拖累死。

养叫顺其自然、顺其人性。就顺其人性来讲，我们观察到动物都是一起捕猎，然后照顾一些老幼。老幼吃不上饭是正常的，围猎的东西首先肯定是献给族群的族长头狼、雄狮，以及健壮的母狮或快成年的雄狮吃。动物们没有受过什么教育，但它们有这种规矩。制定这种规矩就是为了好好吃个饭，保持族群的生存和繁衍。

关于家庭吃饭礼仪，我觉得首先应该强调做饭不是卑微、地位低下的体现，也不是一种惩罚，包括刷碗。我爱做饭，但真的不爱刷碗。我老婆和我妹妹、我妈她们都是爱刷碗、不爱做饭，这挺好，绝配。所以，在家里千万不要搞成家里有谁做饭，其他人就只吃饭这种状况，还有让孩子帮着一起做饭、洗碗就给孩子钱，这叫见外，真不叫一家人了。

要给孩子灌输以下思想：第一，做饭是件高兴的事；第二，做饭是一件美好的事；第三，做饭是一件全家人要共同承担的事。这个氛围营造起来以后，我觉得一起吃饭才有意义，否则都叫外卖得了。

我生长在一个双职工家庭，父母都上班，但很早就教会我们学做饭。我记得我在六七岁时，也就是上小学之前就学会了熬小米粥。我记得我淘好了小米，边上还准备了一壶开水，但把锅放在火上以后锅都烧红了，我突然有一个困惑——先放小米还是先放水？最后还是先放了淘好的小米，结果一下冒烟了，我赶紧把暖壶里的水倒进去。但最后我得到了我爸的夸奖，他说我把小米粥熬出了一股炒米的香味。

后来我又慢慢学会了蒸馒头，先学会了擀面，因为是死面的。蒸馒头需要兑碱，我蒸的馒头是又大又松软。然后又跟我爸学会了炒菜，但学得不是很专业。家里营造出这种氛围，有意识地鼓励孩子参与进整个择菜、洗菜、做饭的过程中，先当小工配料，然后在边上看，从简单的摊鸡蛋、鸡蛋炒西红柿开始，把他最爱吃的菜都教给他。这样就形成了一种很好的在家做饭的氛围，然后大家一起分享劳动成果，这是我觉得一种最好的礼仪。另外我说敬老是人和动物最大的区别，人会做出一些反自然、反人性的东西。家里老人退休了没有用了，甚至病了不能自理，身上还有一种怪味——尿骚味加老年味，吃饭流口水，你要不要照顾他？要不要对他好？要不要在餐桌上尊敬他？这些都是应该讲的礼仪。我们家的规矩是老人不上桌、老人不先动筷子，我们是不能吃的。其实这就体现了一种教，整个家庭会有一种很好的长幼尊卑的秩序。

以前我们吃鸡还不是很普遍的时候，鸡大腿都是给姥姥、姥爷吃的，俩妹妹能得到鸡翅膀，鸡爪子是我爸的，我就分到鸡脖子和鸡头，还有点鸡胸脯肉。这都是以前形成的规矩。大家一起吃饭的时候，我个人认为应该相对松一点，允许吧唧一下嘴。但有些动作是不能做的，比如拿筷子在盘子里扒拉，挑来拣去。把菜放到自己碗里吃，比一筷子一筷子地往里杵要好。

以饭就口，专心吃饭

吃饭叫以饭就口，这也是人区别于动物的一个表现，而不是把盘子、碗放在桌上，低下头去吃，那跟猫和狗也没什么区别。

吃饭时要专心。我们以前吃饭时边上放着电视，大家吃饭基本上都在看新闻联播，这是一个非常不好的分心的习惯。吃饭就吃饭，大家一起聊聊开心的事，聊聊饭怎么好吃，聊聊自己这一天的见闻，聊聊自己的工作……都可以。但不要那种谈判式、交流式、训诫式的谈话，或者带着情绪说话。我特别反对商务宴请，那就不是为了吃饭，而是为了场面，那种饭也不好吃，身体也不会接受。

有种行为是把筷子杵在碗里插起来，跟上坟似的。所以平时不吃饭，不用筷子时就把筷子放在碗的一边。这些都是规矩，言传身教，事无巨细，我们都应该做到。

家里来客人了，这就不是家人聚会了，应该有讲究。

说一下在外面吃饭餐桌的布局。如果你做东宴请客人，大家到餐馆里找主座，一定是正对着门的位置，那是主请人或主陪坐的，方便观察进来出去的各种人或各种情况，他的右手边坐主宾，他今天宴请谁，谁就应该坐在这里，左手边坐副宾。比如你宴请一个董事长，他就应坐在主宾的位置，人家带着总经理或秘书，那就把他安排在副宾的位置，你要照顾好一左一右这两位客人。

上菜的时候，第一道菜是从右手边主宾位上的。你坐好主位以后，服务员观察后就会从你的右手边上第一个菜。敬酒也是按这样的顺序。你的对面，就是背靠着门坐的那个人叫副陪，他需要把他左右两位客人招呼好。

我们说敬陪末座，末座的人就是你的主宾右手边上的人，那个位置是最低的，应该是你的团队或公司里职位相对低的人。这个人就负责察言观色，观察各种人的需要，服务员不在时做好端茶倒水等服务工作。

以上基本就是我所知道的咱们需要掌握的餐桌礼仪。

第6章

（长夏）小暑北方膳

我们说的主食，包括一些君臣佐使，是给大家介绍一些中医的饮食配伍的基本理论，不是很刻板地要求大家到这个季节必须吃这个东西。有的地方一年四季就吃米，有的地方一年四季都吃面，都不能一概而论。

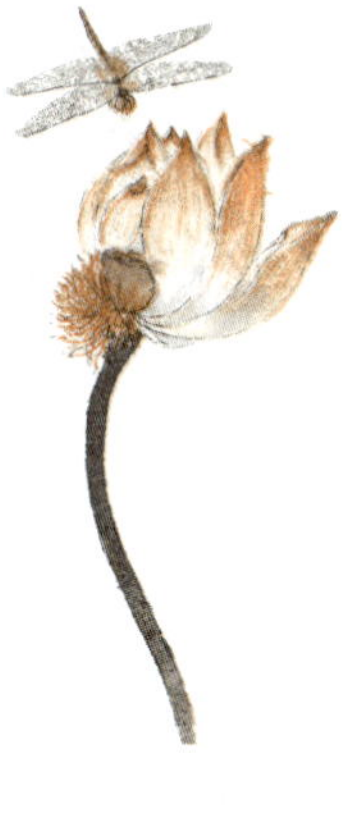

我们说的主食，包括一些君臣佐使，是给大家介绍一些中医的饮食配伍的基本理论，不是很刻板地要求大家到这个季节必须吃这个东西。有的地方一年四季就吃米，有的地方一年四季都吃面，不能一概而论。

到了入伏天——长夏，如果按补脾胃走，那就是用甘淡的食物；如果泻脾胃，就把脾胃吸收过多的营养赶出去，用辛香的食物或食材，还得加点儿苦味燥湿的。

另一个原因就是我们吃甘甜的东西多了容易伤肾，要提前吃点儿苦味，预防对肾的损害。这就是我们说的“见肝之病，知肝传脾，当先实脾”。这就是中医的远见。下棋，走一步，看两步，想三步。

1 君 1：小米饭

以下我们定的主食，就是之前理论课讲过的小米饭。

小米饭，我从小就吃，我还喝过小米带糠熬过的糊糊。分不清是糠里加了小米，还是小米里加了糠，所以对小米很有感情。我也说了我们现在都是喝小米稀饭，其实以前吃小米干饭、小米稠粥或小米粥。

小米跟大米不一样，淘洗干净就行，也不需要提前泡。以前我们用锅蒸小米，大概上锅 15 分钟，一粒粒的小米就熟了。我们吃大米，很多人爱吃黏米，也不是糯米的黏，就是有点儿黏性的黏大米。我去巴基斯坦访问的时候吃的大米就是一粒一粒的。这是米的特点。

小米干饭蒸熟了以后一粒一粒的。我年轻的时候胃口好，腮帮子咀嚼有力，就喜欢吃点儿硬的、有弹性的，我跟大家说过我吃面包都把它拍扁

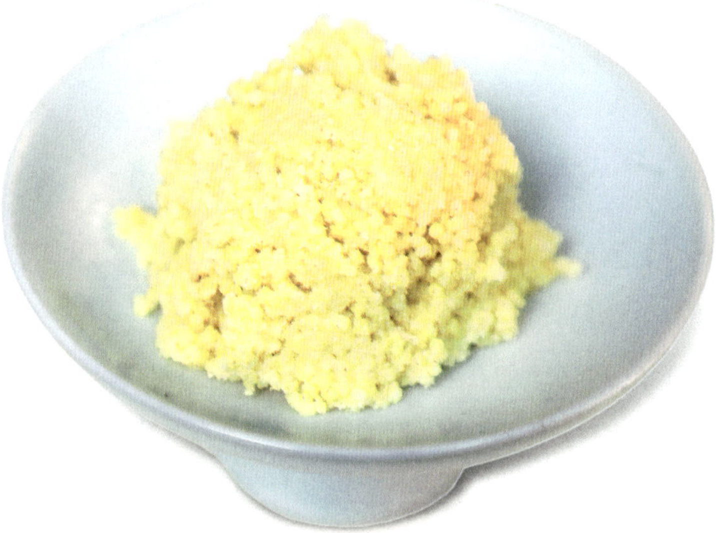

小米干饭

了吃，所以我小时候吃小米干饭没问题。小米干饭一粒一粒的，然后浇点儿菜汤，吸收非常好，吃起来很香。但我的真正吃法是先拿勺子杵它，杵得黏了，然后盛到碗里一颠，颠起来吃。

现在不用了，基本上都用电饭锅。小米淘洗好了，放进电饭锅里，然后倒冷水进去，没过一指头肚高的水就行了，另外锅和米的比例要大。

很多时候用电饭锅蒸，水太多了会溢出来，到处都是，就不好玩了。

蒸完以后 15 分钟打开，这就是小米干饭。盛在碗里吃，或者放在盆里杵了吃。

以前我们用铁锅蒸小米饭的时候，经常会煳锅，留底下的叫小米锅巴。我记得陕西有种零食叫小米锅巴，是用花椒和盐，放点儿油炒了做的零食，也很好吃。但偏硬，口感不是太好。

现在电饭锅普及，导致锅里没有锅巴了。大米没有锅巴，小米没有锅巴。所以，人消食化积的能力就弱了一点。

2 君 2：水煮牛肉

下面介绍一下本章的君菜——水煮牛肉，我们把牛肉当君，然后用一些麻辣鲜香的佐料反佐它，这是它的特点。如果天气潮湿闷热，大家愿意把麻辣鲜香的东西放得比肉还多，一筷子下去也就几片牛肉，正好从补脾变成了泻脾。

水煮牛肉是我非常喜欢的一道菜，因为喜欢吃，在国外吃不着的时候，自个儿就惦记着要做。为什么喜欢吃这道菜呢？其实还是跟个人经历

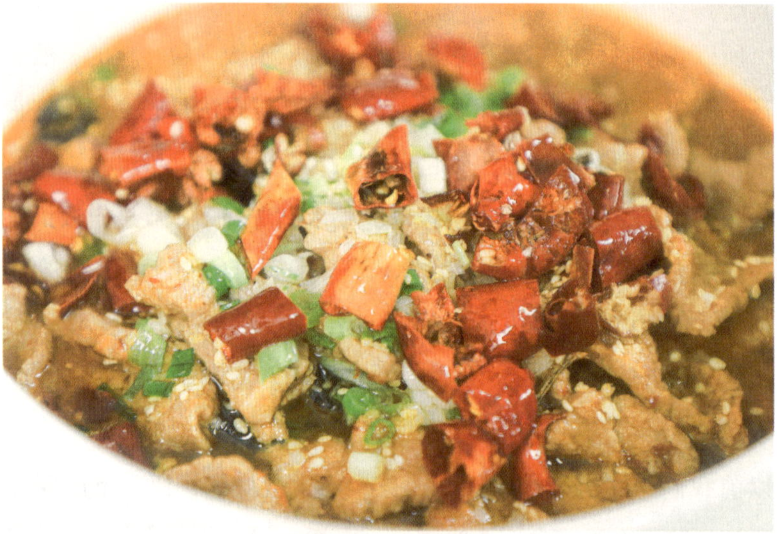

水煮牛肉

和情感有关系。

大学毕业后我留在东直门医院，我的很多大学同学为了北京户口，选择了郊区、县的医院或学校工作，有的在顺义，有的在通县（今通州区），有的在房山。基本上那会儿还单身，一到周六周日，他们就会进城玩。我住单身宿舍，他们经常到我那儿借宿。

有的同学那会儿搞兼职，就在酒店里给人做中医按摩。我记得那会儿他们做一次按摩大概能挣 15 块钱外汇券，算不少的收入，当时我们一个月才挣 80 块钱。所以这些同学作为回报，一般都是在我这儿住一晚，就请我吃顿饭。东直门医院就在簋街边上，簋街上全是好吃好喝的。

我印象中当年点得最多的菜就是水煮肉片、水煮牛肉。那会儿感觉吃水煮牛肉能下好几碗饭，所以对水煮牛肉特别有感情。后来我就学会了它。

有人说水煮牛肉是川菜，确切地说，应该叫自贡盐帮菜。我介绍盐的时候提到过自贡，自贡出井盐，当时没有机器，从地下打井往外拉卤水基本都靠牛，所以在自贡就形成了使用牛、宰杀牛、吃牛肉的习惯。现在我们吃的很多自贡菜，如酸汤肥牛，其实都是从那儿过来的。退役以后的这些牛，就被用来做菜。

当地有很鲜美的盐，又有花椒、辣椒。基本上辣椒和花椒一炝锅，一煮水，把腌好的肉片往下一放，再配点儿生菜，这道菜就齐了，所以它是盐帮菜。

一般选比较嫩的牛肉，如牛的里脊肉，也有人选牛腿肉、牛腱子肉，我感觉牛腱子肉偏硬，不那么软嫩。

里脊肉选好了以后，就先改刀切片，因为牛肉纤维比较粗，我们都是戗着它的茬儿，横着纹理给它切成片，这样口感会好一点，如果顺着切就拉丝了。

切好了以后，第一道工序是腌制牛肉。就是先洗去它的血水，然后放入盐、黑胡椒粉、料酒，放点儿葱、姜水，把它抓匀。

抓匀的时候有个秘诀，如果想让牛肉更嫩滑，放点儿小苏打粉。现在饭馆用的全是嫩肉粉，具体配料不知道是什么。抓匀了以后再弄点儿植物油给它锁住水分，让它在那儿腌着。

接着就准备配菜，根据季节有时用黄豆芽，有时用点儿生菜叶子，有时还放点儿黑木耳，或者用点儿其他绿叶菜，如娃娃菜等，都行。

这些准备好了以后，下一道工序就是煮一锅水，放上盐，滴点儿植物油，把准备好的菜码焯一下水，断一下生。也有人直接用煮牛肉的水断生，这其实有点儿抢了牛肉的风头，因为牛肉的味道会被菜吸收，接下来做水煮牛肉的时候，就会欠点儿滋味。

把断生好的蔬菜码在盆底，接下来就炝锅，水煮牛肉的灵魂是炝锅用牛油。有时候我们买牛肉会送块牛油，我吃神户牛肉时人家都是送一块牛油，回家自己做。实在没有牛油，又想奢侈地吃顿饭，就买点儿火锅底料，但是不建议买，因为火锅底料里有很多味精。

牛油炝锅，放入干辣椒和花椒，先煸炒，煸炒出香味以后，再放入葱、姜、蒜片或葱、姜、蒜末炝锅。

出点儿青烟以后，把一勺或两勺郫县豆瓣放进去，炒出红油，这时加小半锅开水，汤煮沸了以后，把里面的底料捞出去，留下纯汤，干吗呢？把刚才腌好的水煮牛肉片慢慢放进去，先别滑散，因为水煮肉片挂着生芡粉的浆，如果滑散了，汤就变成勾芡的汤了，我们还是要让芡粉裹在肉片上。然后逐渐滑开，不到一分钟，就可以出锅了。

出锅以后就把水煮肉片倒在刚才汆好的菜码的盆里，倒好以后再在上面撒点儿葱花、姜末，放点儿干辣椒，有时也放点儿白芝麻、香菜，最后再用锅热点儿油，泼在上面，欻啦一声，水煮肉片就做好了。

当年带着我的外国留学生学习，中午一起出去吃饭。我记得那会儿在三芝堂，边上好像有一家挺著名的川菜馆，点了水煮肉。他们看我吃水煮肉片，还喝红辣椒汤，就很震惊。我的一个英国学生叫斯蒂夫，跟我挑衅打赌，他说："你要是能喝一碗这个，我就喝一碗白酒。"我说："行啊。"最后，我喝了三碗，他喝了一碗半，就一头栽那儿了。我的肠胃我知道，是偏阴偏寒的，对这种辣的东西还是非常喜欢，也能接受。

四川这种香辣、麻辣对我来说还行，到湖南、湖北、江西，尖刺的辣我有点儿受不了。

3 臣：清炒丝瓜

第二道菜，我推荐甘淡偏寒的口味，就是丝瓜。丝瓜大家了解，中药里总用丝瓜络。老百姓知道丝瓜络是因为以前总拿它当洗碗、洗家具、茶具的百洁布来使用。

以前我还介绍过胡因梦老师，她推荐大家洗澡的时候用丝瓜络搓洗身体，别用搓澡巾，洗碗的时候也别用钢丝球。

李时珍《本草纲目》记载，唐宋以前，基本上没听说过丝瓜。唐宋以后，不分南北都有种植，而且它鲜嫩的时候是当蔬菜吃的。又说丝瓜可烹、可爆，点茶、充蔬，当菜吃。等完全成熟以后，它的皮从绿色变成黄褐色。皮脱了以后，里面的就是丝瓜络，中间有四个窟窿眼儿，里面全是黑色的籽。

为什么我了解得这么清楚？因为我年年种丝瓜，到过诊所的人都看见我们前面有个钢架子，有个铁丝网，上面爬满了丝瓜，还有南瓜。

丝瓜还有一个秘用——养颜美容。因为按张至顺老道长的观点，藤蔓类的东西结出来的果实或种子都属于金谷，金谷就是肺主皮毛。所以吃丝瓜，用丝瓜络，或者早晨起来在它的藤蔓上割个口，滴滴答答流出的津

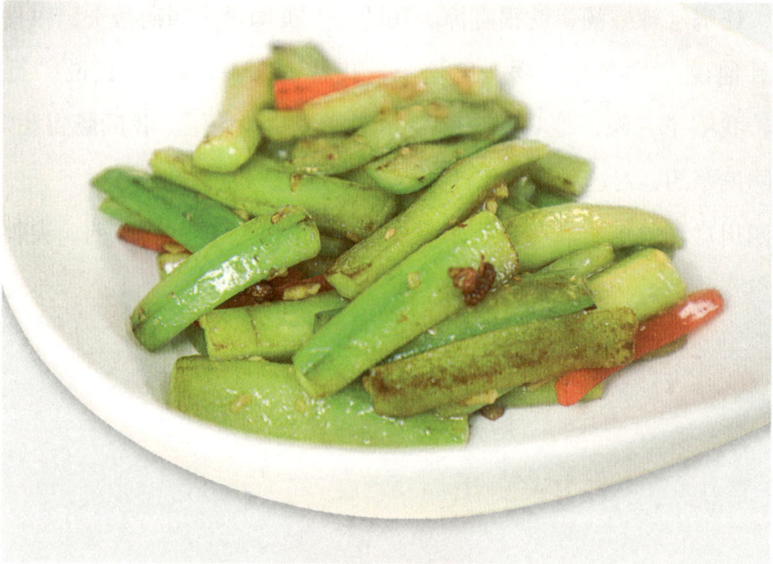

清炒丝瓜

液，用它涂脸，有非常好的美容作用。

清炒丝瓜很简单，把丝瓜洗干净，然后切成滚刀块或者切成片，素菜用荤油炒。猪油化开以后炝点儿蒜蓉，不喜欢吃蒜味，用点儿葱花、姜末炝一下锅，因为丝瓜比较寒，用热性的炝一下，或者里面再加几个花椒粒，然后把洗净的丝瓜放到锅里炝炒，快出锅的时候放点儿盐，就可以出锅了。

有人喜欢用丝瓜炒鸡蛋，我个人觉得这个菜的搭配不太科学，因为两个菜都比较寒，寒到什么程度？丝瓜吃得过多，会让小肚子偏凉，男人会不举。有这种说法，咱没试过，但还是要尊重它的习性。

4 佐：荆芥拌洋葱

第三道菜就是反佐了。前面都是甘淡补脾胃的，反佐要用辛、香或辣的东西。其实水煮牛肉里已经有反佐了，清炒丝瓜里面也有反佐。但我们为了体现严谨性，还是要说一下。

这道菜是凉拌菜，叫荆芥拌洋葱。荆芥也是味中药，味道特别香。治疗小孩子发烧，经常会用到荆芥。它是辛微温、解表发散的药，而且我们经常用到它结的穗，叫荆芥穗。这种荆芥叫药用荆芥，在河南盛行吃的荆芥是食用荆芥。两种荆芥差不多，我自己的感觉是，因为没吃过药用荆芥的鲜苗，吃食用荆芥我觉得还是非常好的，辛香、开胃、醒神，而且通鼻窍，闻到它的味道就有一种喜悦感。

翻看一下《唐本草》，唐朝就有吃荆芥的记载，在宋朝苏颂写的《本

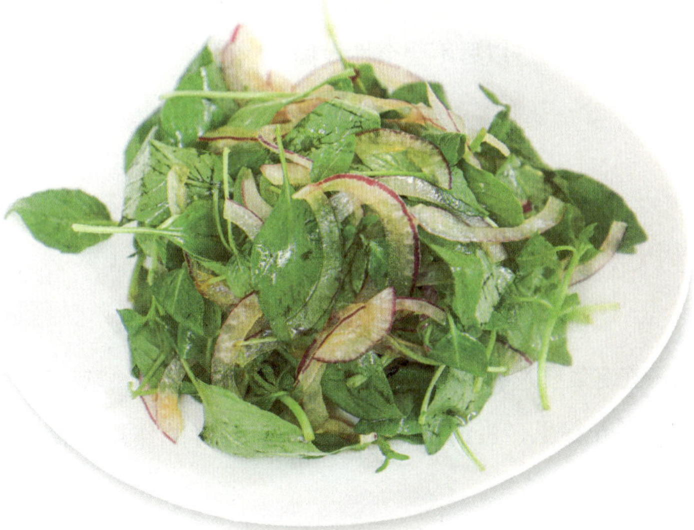

荆芥拌洋葱

草图经》里，就说荆芥可以药用，但是作为苗，人们一般都生吃。

中药用的荆芥一般用它的茎，还有它的穗，也就是成熟以后结的籽。而老百姓吃的是它新鲜的嫩叶。

我也考察了一下国外的食用荆芥。第一，把它当药用，治疗一些胃肠道疾病；第二，把它当香料用，它确实有一种很有特点的香。

我们都知道薄荷香，但薄荷是凉的，而荆芥是温的。在河南、安徽，吃荆芥基本上是习惯，就像山东人吃大葱一样，其他地方的人不太了解。

荆芥凉拌洋葱就是一个最简单的吃法。洋葱头是很好的辛温芳香理气的食材。“葱辣鼻子蒜辣心”，切洋葱的时候你会流眼泪，呛鼻子，所以洋葱有一种通窍、醒神的作用。

新疆管洋葱叫皮芽子，用它做各种菜。我去巴基斯坦的时候也常见当地人切洋葱，洋葱是他们离不开的食物。

荆芥和洋葱两个完全是一个君臣搭配，都是辛温、辛香、发散。

洗干净以后拌在一起，放点儿盐、醋、糖、生抽，然后再滴点儿香油，拌一下，美味可口。醋在这里起一个反佐的作用，糖在这里起一个使的作用，让这盘菜吃进以后不会个性太偏。

5 使：锅塌豆腐

最后一道使菜要选有一点苦味的，介绍一些豆制品。豆子微微有点儿苦味，在所有五谷里，蛋白质含量最高，有补肾的作用，我们把它归到苦味。

使推荐一个锅塌豆腐，这是一道鲁菜，特点是把豆腐油炸了后吃，连炸、带熬、带炖，叫塌，锅塌是鲁菜的一种烹饪手法。

准备很简单，就是北豆腐（硬豆腐）。把豆腐切成片，先加点儿胡椒粉、盐、料酒把它腌一下。腌完了以后打进去一个鸡蛋，然后裹上干淀粉，这就把水分和腌制的腌料都裹在里面了。

两面裹匀了以后，准备一锅油，最好是植物油，油温大概六七成热的时候，把裹好了面粉和鸡蛋糊的豆腐一片儿一片儿放进去炸，炸到两面金黄捞出来，捞出来以后就开始做锅塌了。

猪油炝锅，将葱、姜（也可以放点儿蒜末）爆香，这时把豆腐一片片放进去。

家里如果有炖肉的汤最好，没有的话，就清水加猪油把它没过去，然后大火煮开以后改小火，让它一点一点收汁，葱、姜、蒜和猪油的香味就浸透在豆腐里，最后就可以出锅了。

锅塌豆腐其实是一种孝敬老人的食物，因为老人的牙基本上都坏了，也没什么食欲，吃大鱼大肉没有胃口，锅塌豆腐可以算是一道敬老的菜。

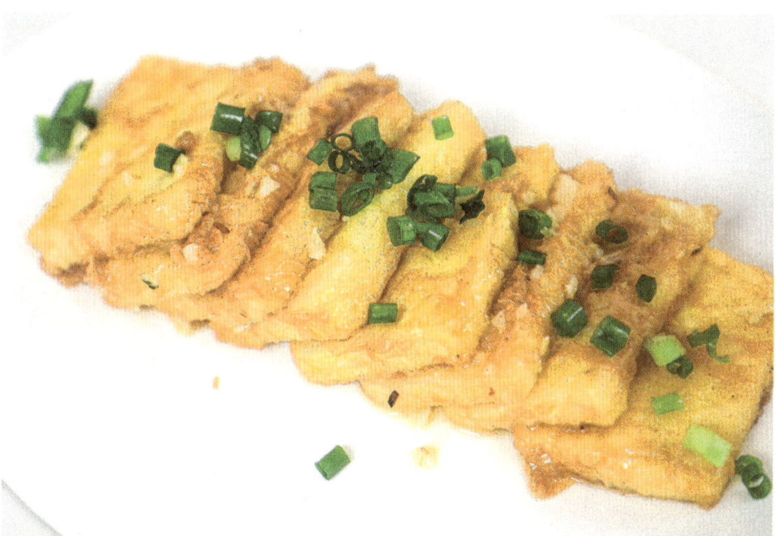

锅塌豆腐

第7章

小暑南方膳

过了夏至以后就是上蒸下煮，“小暑大暑，上蒸下煮”，所以我们得吃点儿爽口的、容易消化的食物。另外夏天容易肚子凉，没有什么食欲，我们得用点儿温热的食材。

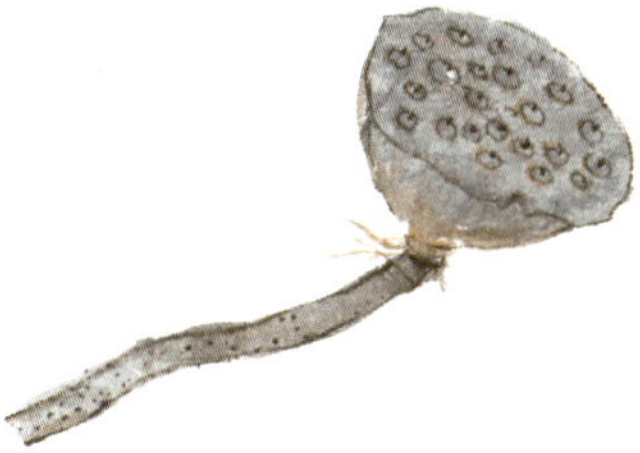

过了夏至以后就是上蒸下煮，“小暑大暑，上蒸下煮”，所以我们得吃点儿爽口的、容易消化的食物。另外夏天容易肚子凉，没有什么食欲，我们得用点儿温热的食材。

在讲补心的时候，我着重介绍了一些在大海里生长的鱼虾蟹，味道鲜美，有通神、补心的效果。

长夏我介绍一些河鲜、江鲜或湖鲜，就是淡水里长出来的生物，它们跟海鲜的区别是偏于补脾胃，偏于淡渗利湿。

1 君：三虾面

先介绍主食，有点儿像沪帮菜，其实在苏州和上海非常流行，叫三虾面。听这名，是吃三种虾？不是，其实就是把虾的三个部位分别烹制一下，然后做浇头或氽汤，片儿川，氽汤的面。

如果是母虾怀孕，有虾籽，把虾籽单剥出来。另外，如果虾养殖得好，头上会有红的虾膏，也单独弄出来。

这其实就是酱油氽面加虾，它的灵魂是猪油，其他弄点儿料酒、葱、姜就够了。

第一，买新鲜的河虾，然后把虾仁剥出来，把虾膏、虾籽分别放在不同的地方。

锅里炝猪油，弄点儿葱、姜，加点儿料酒，先煮剥下来的虾壳，煮到虾壳变红了。这时单起一锅，在锅里加猪油，炝葱、姜末，放生抽，生抽煮开了以后把虾籽放进去，滑散了，再加点儿去腥的白酒或糖。

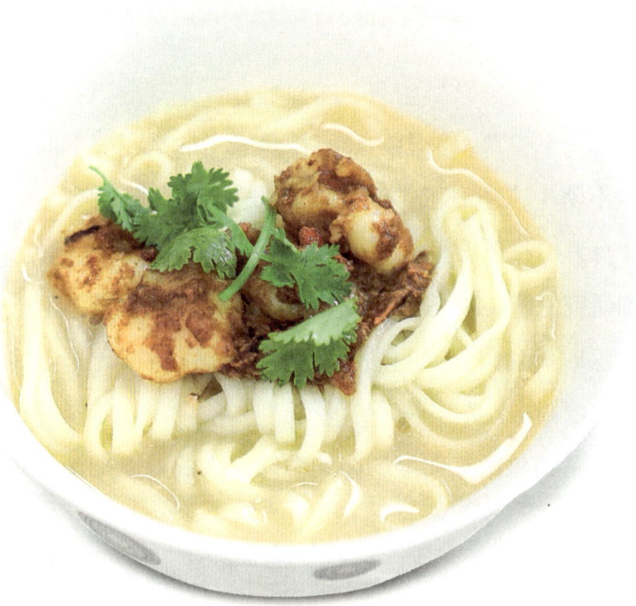

三虾面

提前把虾线挑了，拌上料酒、盐。锅里放猪油，葱、姜末爆香，把虾仁倒进去，快速翻炒就熟了，快出锅的时候把剔出来的虾膏放进去，加上料酒和盐，就可以收锅了。

如果您喜欢吃浓厚口味，还可以浇点儿勾芡汁，让它变得稠一点。

下一步就是另起一个锅，水煮开了放面条。面条煮熟以后，有的人愿意过凉，有的人不愿意过凉，这时把虾籽酱油浇到汤里调匀，或者先放虾籽酱油，把面条捞进虾籽酱油里，最后把烧好的虾仁、虾膏放上去，放点儿葱花，三虾面就做成了。

2 臣1：清蒸鲈鱼

下面说一下主菜，清蒸鲈鱼。鲈鱼属于淡水和咸水混生的鱼，我们对鲈鱼应该不陌生，小时候学过范仲淹的名篇：“江上往来人，但爱鲈鱼美。君看一叶舟，出没风波里。”

仔细研究一下，鲈鱼其实是洄游的鱼，每年大概九十月份就回到淡水区产卵，这时鲈鱼最肥美，所以就留下了另一名句——“休说鲈鱼堪脍，尽西风，季鹰归未？”

秋天正是鲈鱼溯江而上产卵的时候，人们习惯把鲈鱼做生鱼片吃，为了吃这口生鱼片，季鹰连官都不当了。

鲈鱼黑质而白章，要么是白底的青灰色花纹，要么是青灰色底的白花纹。

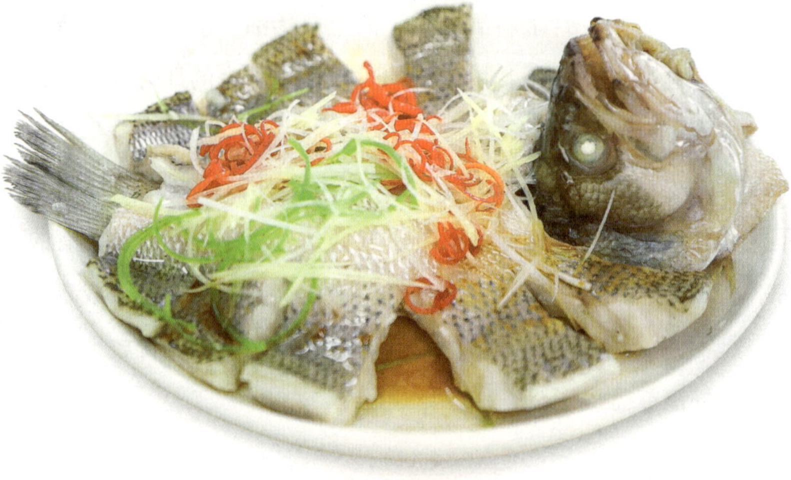

清蒸鲈鱼

李时珍说颜色有黑斑的叫鲈鱼，其实这种鱼是肉食鱼，有点儿像老百姓常说的黑鱼，很凶。鱼塘里有一条黑鱼，你们家鱼塘养的其他鱼都基本上会被它咬死。

它既然能做生鱼片，肉质就是非常细嫩鲜美的，如果拿来红烧或干烧就是暴殄天物了，所以还是清蒸。

清蒸不用说了，你可以把整条鱼的肚子剖开，然后沿着脊背顺着切几刀，也可以斜着切几刀，或者可以把脊骨打断，因为有时蒸完以后它会抽抽，鱼的形状就不好看了。

为了更好吃，就花点儿时间把它片成片，鱼头、鱼尾放好了，把鱼片摆在脊骨的周围，都行。

要点是把鱼收拾干净以后，腌一会儿，抹上盐和料酒，也可以抹点儿胡椒粉。腌半小时以后再往鱼肚里塞入葱和姜，然后在盘子上铺好葱段，意思就是蒸汽能通过盘子底下的空隙进去。

再讲究点儿，就是盘子要先蒸热，别看这些小细节，真的会影响鱼的口感。上锅蒸时，上面铺葱、姜丝，加点儿猪油或肥的猪肉丝，再放上去一起蒸。我爸跟我说过，做鱼没有猪肉或猪油的话绝对不好吃。锅开以后7分钟，有的人说10分钟，还有说关了火，然后再“嘘”，放几分钟。别扯了，我试过，就7分钟，开锅7分钟后拿出来，然后切点儿葱、姜丝，浇点儿豉油或用花椒炸油浇上去，这道菜就成了。

3 臣2：芙蓉鸡片

下面我介绍第二道菜，其实是一道从补心向补脾的过渡菜，因为选用的鸡胸脯肉还加点儿鸡蛋清，这样炒出来的鸡片叫芙蓉鸡片。

因为鸡胸脯肉本身就白，再加上鸡蛋清也白，所以就留下一个烹饪界的名称——芙蓉鸡片。芙蓉鸡片跟谁一起炒？就跟南方盛产的一种好吃的蔬菜——茭白。菰被真菌感染以后变得特别膨大的茎部叫茭白，切开了吃特别爽脆甜美，是君子菜，百搭，跟谁都能一起混。

在长夏暑湿的时候吃点儿茭白，有点儿类似吃芦苇的根茎，有祛湿生津的功效。鸡胸脯肉我说过很多次，很多人问徐老师怎么这么爱吃鸡胸脯肉。不是，是因为鸡胸脯肉不好吃、不好做，我才总做它，如果你会做鸡胸脯肉，其他的都错不了。

鸡胸脯肉先切片，切片以后加点儿盐、胡椒粉、花椒面，然后抓一下，打入一个或两个鸡蛋清把它搅拌均匀腌制，就不需要加植物油锁水分了。

另外加点儿配菜，就用茭白，茭白是白的，鸡片也是白的，二白不太

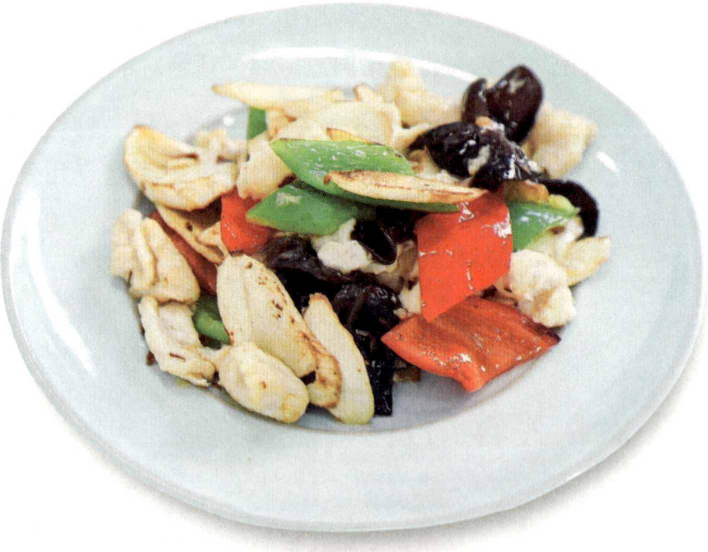

芙蓉鸡片

好看，可以加点儿红红绿绿的其他东西，如加点儿青红辣椒丝、黑木耳都可以，或者加点儿切片莴笋，它不是调味的，其实是调一种色泽。这时锅里倒点儿花生油，温度不用太高，然后把腌好的鸡片放进去，给它滑散了以后像过油一样炒一下，颜色变白了就出锅，不用多炒。

然后重新刷锅，把葱、姜、蒜放进去爆香，把刚才切好的茭白片、青红辣椒丝、莴笋片、木耳放进去翻炒，翻炒以后加点儿生抽和盐，快出锅的时候，把炒好的芙蓉鸡片放进去一起翻炒，出锅加点儿小葱，淋点儿香油，这道菜就齐了。

4 佐：虎皮尖椒

下面反佐的菜，我推荐虎皮尖椒，反佐的意思就是我们用了很多甘的补脾胃的食材，怕它滋腻碍胃消化不了，就用一些辛味香味的东西反佐它。

在长夏初期，我们还是以补脾胃为主，用甘淡作君；暑湿重了以后，就用辛味药作君，用泻脾的方法，这时反佐就是甘味药。

虎皮尖椒是一道川菜，简单易学也非常好吃，之所以叫虎皮，是因为在做这道菜之前，尖椒要先经过一道干煸的工序。

把尖椒洗好，把瓤掏了，根蒂去掉，然后切段，也可以整个尖椒就那么一放，锅里放一层薄油，要小火把切洗好的尖椒放进去干煸，煸到一面出现焦黄色的斑点再翻到另一面，等两面都煎得有焦黄色斑点，类似虎皮豹纹，尖椒肉熟了，捞出来备用。

这时另起锅，放点儿菜籽油，然后把葱、姜、蒜切成的末放进去，同时也放点儿豆豉，煸炒出香味以后，把刚才煸好的虎皮尖椒放进去一起翻

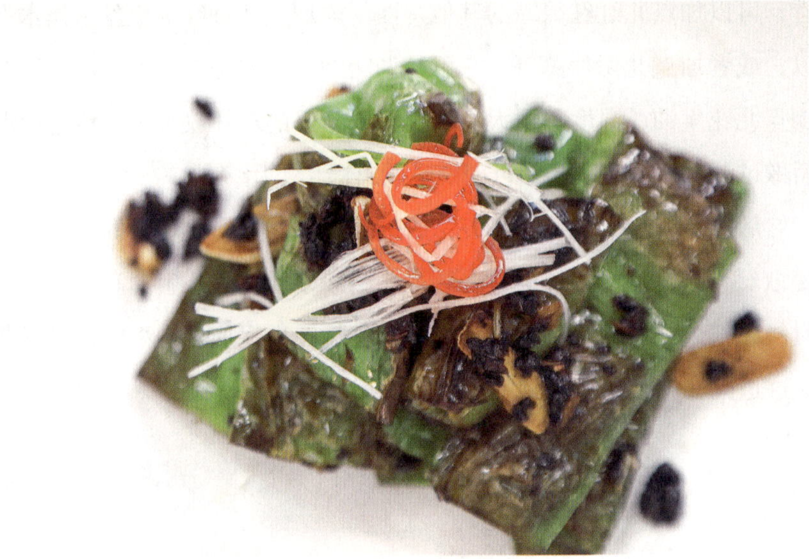

虎皮尖椒

炒，临出锅时适量加点儿盐或生抽，淋点儿香油就可以出锅了。

虎皮尖椒非常好吃、非常下饭，我有时候吃就整个吞进去了。

5 使：香糟毛豆

最后一道使，我们要用点儿苦味的食材，麦子偏辛，小米偏甘淡，大米偏酸。其实豆类都有点儿偏苦，因为偏苦它有补肾、坚肾的作用，所以我们这时推荐上海、苏州的一道名菜——香糟毛豆。

香糟是南方特有的一种糟卤，是用黄酒，也就是比料酒还高级的底料做成。

糟卤在夏天这个潮湿、人没食欲的季节，真是味好的食物材料，糟卤在商店里有卖的，你可以直接买。

糟卤的基本成分是从陈年的酒糟中提取出来的香气浓郁的糟汁，前提是这个酒厂肯定是拿糯米酿酒，糟汁再用一些辛香的中药调料一起熬，就变成了有酒制剂的、融入了很多有机成分的中药汁，它有陈酒的香气，还有一种鲜咸的味道，用它来做荤菜、素菜，清蒸、糟熘、煲汤、炒菜都行。

香糟毛豆的具体做法如下，把新鲜毛豆修剪一下，剪去两头，放开水里先汆烫一下，一定要汆烫熟，豆子不熟的话，吃完以后肯定会上吐下泻。再把豆子煮熟捞出来放凉，往糟卤汁里放点儿料酒、黄酒，加点儿盐，放点儿香叶调在一起，最后把毛豆放进去，放到冰箱冷藏，基本上两个小时就可以了。

祝大家用膳“怡”。

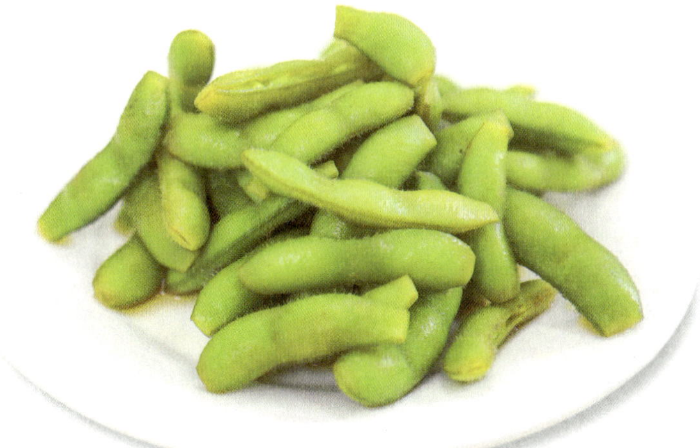

香糟毛豆

第8章

大暑北方膳

民间老百姓有一个说法叫“六月六，西葫芦熬羊肉”，阴历六月初六是我们做六神曲的日子。一定要选天时，还有地利。

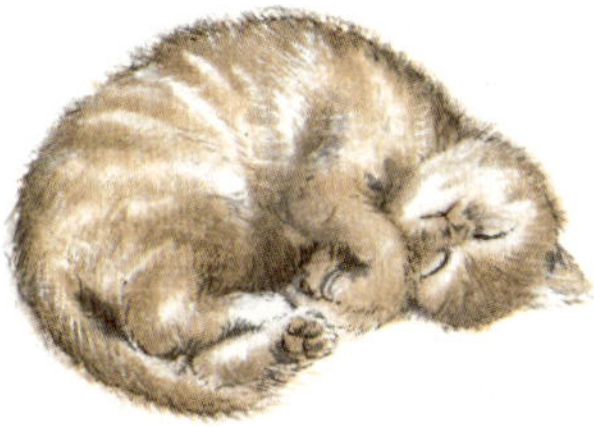

1 君：小米发糕

北方地区讲“头伏饺子二伏面”，其实比较单调。我们还是按照中医理论，介绍一下用甘甜补益脾胃的食材做主食。

以下我介绍一个小米发糕。上次介绍的是小米干饭、小米粥，粥是硬粥，可以拿筷子夹着吃，拿勺扰着吃。小米这种食材是容易消化的，但它有个缺点，黏性不够，所以做发糕的时候，我们一般都要掺点儿面粉让它更好地黏合在一起。

做发糕的时候，一般的比例，如果小米面用 500 克，加 100~120 克面粉就行了。

发糕的制作方法，我看有的视频说小米要泡一晚上，然后用料理机打碎，我觉得有点儿过了。方法其实很简单。第一，小米本身就有面，磨成

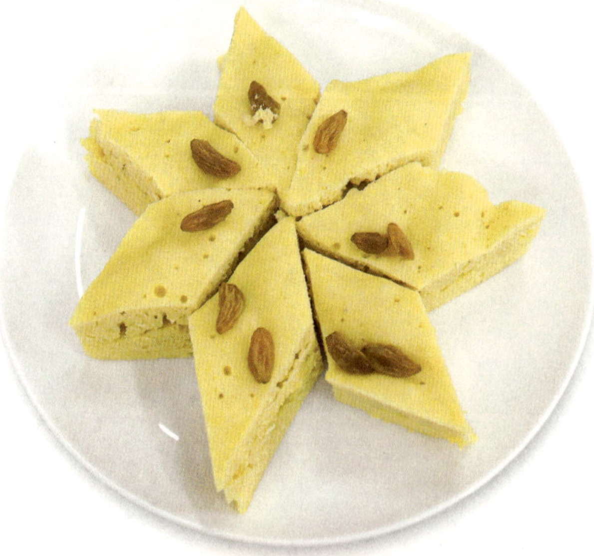

小米发糕

面就行了；第二个关键点，要发酵，所以先把面粉放在盆里，加上鲜酵母，然后加入温水，把它和成稀的面糊，盖上盖儿或保鲜膜，放到温度合适的地方，让它发面、起面。

面起好以后一拉有丝，有泡，这时把准备好的四五百克小米面和进去，和成软面团。蒸锅里倒入水，铺上笼屉布，把和好的面团一个个摆好，然后上锅用大火蒸20分钟，掀开以后，很喧腾的小米发糕就做好了。

如果觉得不过瘾，可以在里面放枣、葡萄干，还有人放赤小豆，都行，这就是点缀。其实蒸出来的发糕本身又暄又软，还有一种甜香——小米本身的一种香气。我以前讲过龙井茶，泡开以后有一股小米的香味，那叫粟米香。

另一种制作方法是不发酵，把小米面跟豆面和在一起。豆面有点儿苦，小米有点儿甜，这两个用温水和好，然后加点儿小苏打，调成稀面团，豆面量要稍微多一点。

其实我们在老家擀的面条里也经常加点儿豆面，吃起来很香，因为蛋白质含量比较高。小米面加入豆面、小苏打，用温水调成稀面糊，水开了以后上锅20分钟，切成菱形块就行了。

我看很多人给小米发糕里加"戏"，有人打进鸡蛋，有人加牛奶，这已经是西式糕点的做法，违背了我们纯粹享受小米米香的初衷。

2 臣1：红烧带鱼

我推荐的主菜是红烧带鱼。以前多次讲过，我妈的老师马衡枢先生说海里的鱼一般都生火、助痰、补益心气。但唯有一种海里的鱼是补脾胃的，就是带鱼。

我一般建议吃素的人慢慢向吃肉过渡的时候，第一吃鳗鱼，第二吃带鱼。一点儿一点儿吃，胃肠道的菌群或身体适应了以后，再吃那些更油腻的或更有营养价值的食物，这就是我的临床建议。

带鱼，我们儿时的记忆里都有。我以前说过，有的孩子被他爸拿带鱼打过，因为那会儿带鱼都是远洋捕捞，运回来冻得硬邦邦的，内陆城市能吃到的海鲜也就只有带鱼了。

我现在讲红烧带鱼是针对冷冻过的带鱼而说的。如果你在沿海或能吃到相对新鲜的、没有被冷冻过的带鱼，真的没必要红烧，红烧是因为它冷冻过，冷冻时间长了，我们要去掉里面的寒气，还要让它入味，是这么一个目的。

我在福建厦门第一次吃冷菜带鱼，带鱼是清蒸的。到了日本更能找到相对新鲜的带鱼，他们把带鱼叫刀鱼，但他们不大会处理，因为刺多。日本人吃其他鱼，一切一大肥厚块儿，那样吃好像省劲。

带鱼很好收拾，把两边的鳍一剪，肚子剖开，洗带鱼主要是把里面的黑膜抠掉，那是最讨厌的。

我有一次在食堂吃饭，他们做的带鱼带着黑膜就上来了，气得我就把厨师开了。

把黑膜收拾干净，在带鱼的背上划几个花刀，不划也行，放葱姜水、花椒、料酒腌十几分钟。

带鱼红烧之前一定要油炸。油炸的方法有两个，一个是裹湿淀粉或鸡蛋清炸，目的是什么？炸了以后吃起来口感比较软嫩。

还有一个做带鱼的方法叫干炸带鱼，我爸也给我们做过。

做干炸带鱼的时候，大家记住一定是裹干淀粉。葱姜水泡完带鱼后，先拿厨房纸巾把它吸干了，然后在上面裹一层干淀粉。

做干炸带鱼，泡带鱼的时候，里面还得放点儿盐，然后放到高温的油里，一点儿一点儿炸，炸到骨头都酥了拿出来，不放任何调料，出来以后

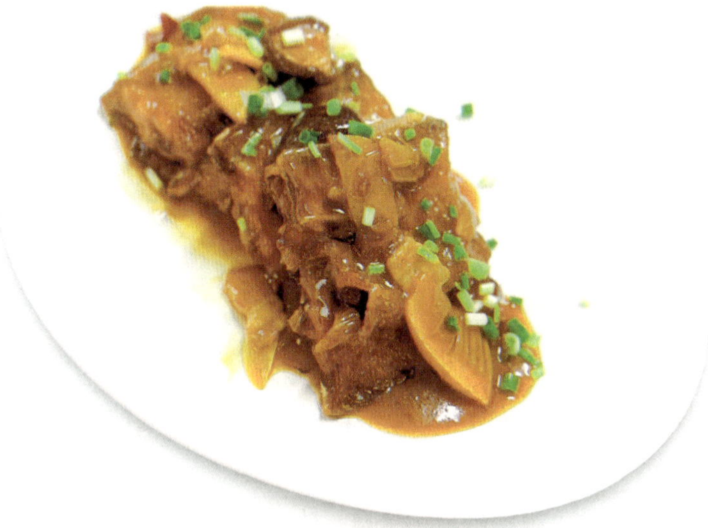

红烧带鱼

就能吃，那是一种风味。

我们现在说的红烧带鱼还是湿炸，用湿淀粉、蛋清裹上，油五六成热的时候把带鱼放进去炸。炸到表皮出现金黄色、褐色时，捞出来，就等着红烧。

红烧的意思其实就是先炸后烹，逢烹必炸。红烧的汤汁里有酱油或酱，它的颜色浸透到食材里，这就叫红烧。

第一，猪油炝锅，没有猪油的话就在锅里先干煸五花肉或油多肉少的猪肉片，出了油，肉就煸干了，再放葱、姜、蒜、八角、泡椒，炒出香味以后，把炸好的带鱼段放进去，这时第一步工序就是烹料酒。条件好的，倒点儿好的黄酒，不用料酒，不烹料酒和烹料酒的味道完全不一样，烹完以后赶紧盖上锅盖，让它吸收酒的味道。

另准备几碗开水，烹完以后把水倒进去，把带鱼段半没住，再调一下味，放点儿生抽、老抽、盐，用中火一点儿一点儿地咕嘟它，这叫烧。烧到最后汤汁基本上收干了，再烹点儿醋，红烧带鱼就可以出锅了。

3 臣 2：清炒西葫芦、西葫芦炖羊肉

第二道菜我推荐一个甘甜口的，就是西葫芦。我特别爱吃西葫芦。它为什么叫西葫芦？这是从海外引进的，据说北美洲是它的原产地，大概在 19 世纪传入中国。

它是藤蔓类的，跟南瓜是一个属，传入中国以后，因为繁殖能力强，容易种植。按张至顺老道长的说法，西葫芦属于筋骨，对肺非常好。我们现在喜欢它甘甜的味道，就把它归到脾胃里。

民间老百姓有一个说法叫“六月六，西葫芦熬羊肉”，阴历六月初六是我们做六神曲的日子。一定要选天时，还有地利。

我就爱吃西葫芦，西医说它维生素 C、钙的含量高，中医认为它本身也是一味药。葫芦科的植物，包括观赏的葫芦，都有润肺利尿、除烦止渴的作用，其水分含量也比较高。

传统治疗水肿、腹胀（类似现在的一些肝病、肾病），西葫芦有很好的辅助治疗作用。而且这种食材对降糖、恢复胰岛功能非常好。西葫芦皮薄肉厚、汁多，可荤可素，可菜可馅儿，深受人们喜爱。

西葫芦有两种做法，一种是清炒，很简单，西葫芦皮比较嫩，可以带皮吃，去掉中间的瓤，切成片，葱、姜炝锅，西葫芦下锅，旺火爆炒，不用加水，因为它自己就出水，然后加点儿盐就可以出锅了，这是一道很好的下饭菜。

我吃过大棚栽培的西葫芦，完全不是那个味儿。在日本也能吃到西葫

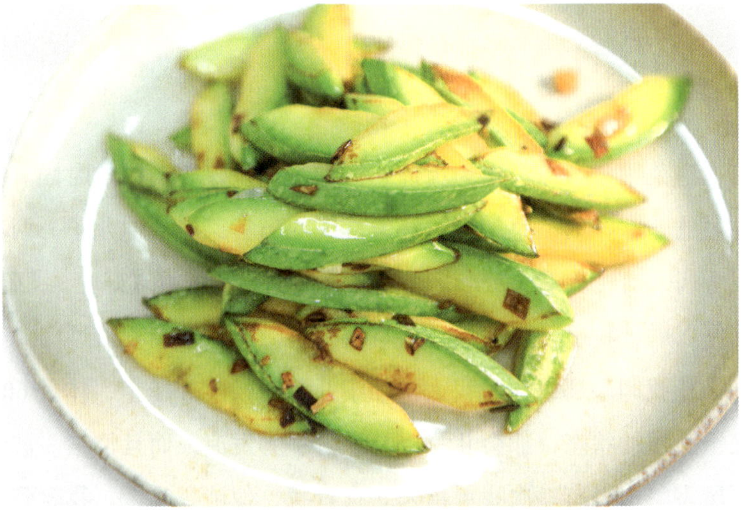

清炒西葫芦

芦，挺贵，但不是那个味儿。

第二种做法就是六月六吃西葫芦炖羊肉。羊肉切成小薄片，先爆一下，然后油温比较高，放点儿葱炒一下，炒完以后另起锅炒西葫芦，西葫芦下锅，炒到出水的时候把羊肉放进去，两个就可以融合。主菜还是西葫芦，羊肉是辅助。

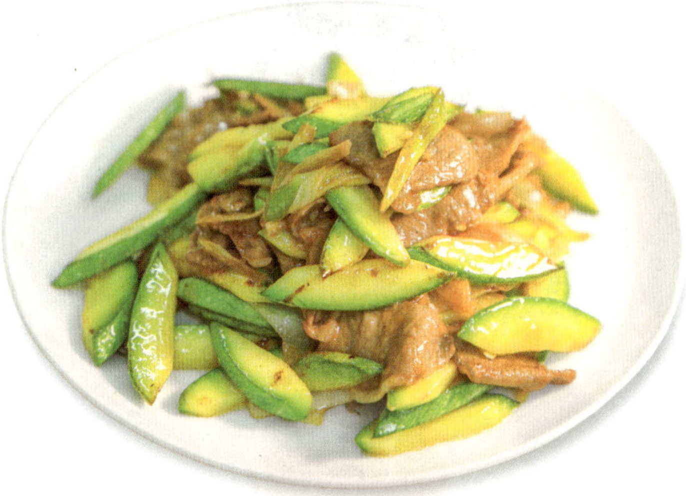

西葫芦炖羊肉

4 佐：仔姜丝炒猪肉

第三道菜用了辛味药作为反佐。长夏正好是仔姜上市的时候。泡仔姜是我吃过的非常好的泡菜，当时一位重庆的患者家属，他儿子一两岁的时候找我看病，给我从重庆带来一小罐仔姜泡菜，我觉得真好吃。

工作以后，我最爱吃的一道菜是水煮肉，另一道叫姜丝炒肉。姜丝炒肉为什么让我印象那么深？我大学刚毕业的时候 178 厘米，体重 60 千克，就是又干又瘦的状态，那会儿我经常觉得手脚发凉，而且情绪一波动手脚凉得更厉害。记得有一次我舅舅来北京看我，他请我吃饭。我就到饭馆点了姜丝炒肉，吃完以后，浑身觉得热乎乎的。

姜丝炒肉的姜我们选用的是仔姜，仔姜先切片，不用去皮，然后切丝，切好后放在一边备用。

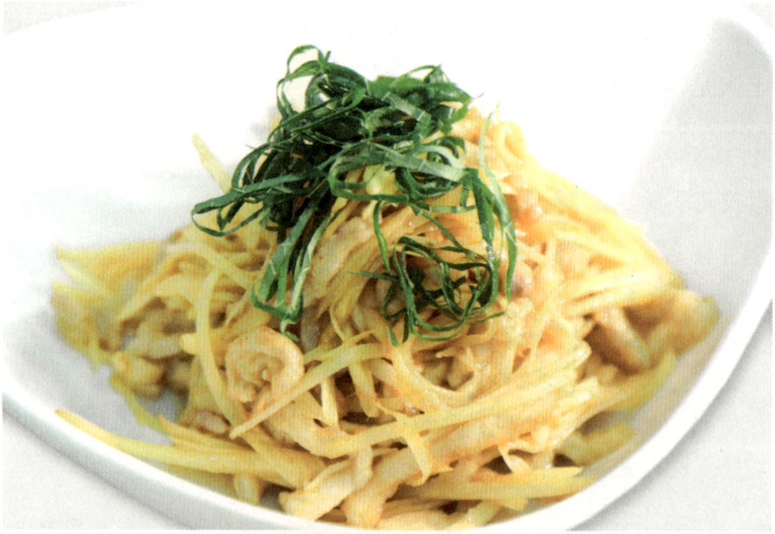

姜丝炒肉

五花肉切丝，切丝以后要放点儿葱姜水和胡椒粉，然后放点儿盐。最后上点儿鸡蛋清或湿淀粉，意思就是让它不会变得干和柴。

食材准备好了以后，起锅煸肉丝。放点儿花椒、八角，出了油烟以后把它撇出去，把肉丝放进去煸炒。油温不要太高，煸炒熟了以后水汽没了，就把姜丝放进去，继续翻炒。

翻炒的过程中，让姜丝和肉丝两种丝互相结合一下，可以淋点儿生抽，放点儿盐，最后就可以出锅了。

这道菜的特点是姜丝多、肉丝少，主要目的是吃姜。

5 使：小葱拌豆腐

最后一道菜要借助点儿苦味。

夏天了，人们懒得做饭，我们选点儿豆类，有点儿苦味的食材。用点儿老豆腐（又叫北豆腐）。

我记得小时候有人推着车，后面有一个小木盒，上面就是一层厚厚的、刚出锅的豆腐。我们去买豆腐，都是选贴边的，觉得那儿好像豆腐多点儿，跟人家还讨价还价。

我小时候在我妈的老家，我的太姥家旁边就有一家豆腐坊。我们从家里拿点儿黑豆，到那儿换块豆腐。豆腐刚出锅冒着热气，回到家里就把它捣碎，撒点儿盐，放点儿葱花，浇几滴胡麻油，吃起来真是很香。

现在我们从超市买回一块老豆腐，想恢复到当年那个状态，需要一个秘诀：先把它上锅蒸一下，回下炉。蒸 5 分钟以后趁它热乎拿出来，捣碎，放上小葱葱白加葱叶儿。

为什么说小葱拌豆腐——一清二白？豆腐是白的，葱叶是绿的，这就

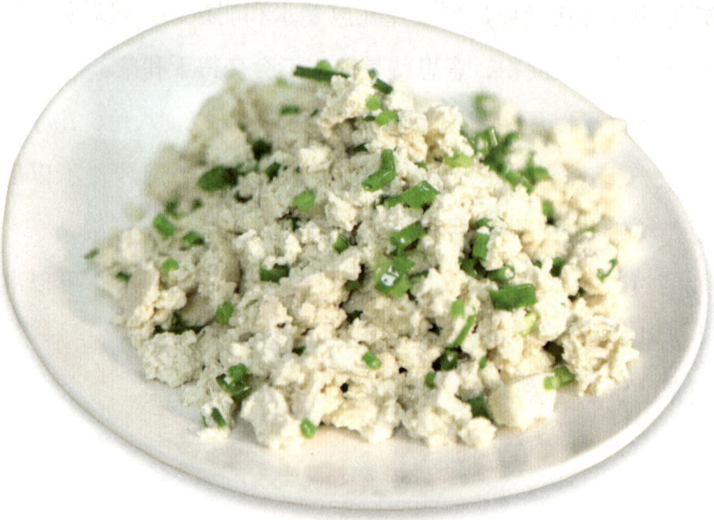

小葱拌豆腐

是一清二白，但别忘了小葱也有葱白。还是我说的，捣碎了，撒盐或淋点儿酱油、醋，把葱花拌进去，然后搅和，搅到都稀碎了，小葱拌豆腐就做好了，然后用勺扡着吃。

第9章

大暑南方膳

我在多种场合讲过湿气，其实它是一个体液循环变得迟滞，然后体液变得黏稠的病理状态。我曾经说过人的唾液应该是清澈的、透明的，如果唾液变浊，而且有口臭，吐出来都拉丝，就说明体内湿气比较重了。

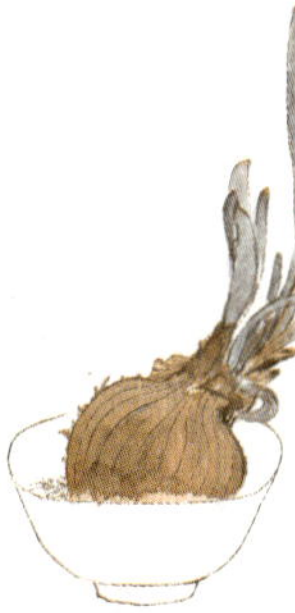

1 君：捞米饭

下面介绍一下大暑节气的南方膳食。

我在多种场合讲过湿气，其实它是一个体液循环变得迟滞，然后体液变得黏稠的病理状态。我曾经说过人的唾液应该是清澈的、透明的，如果唾液变浊，而且有口臭，吐出来都拉丝，就说明体内湿气比较重了。

在南方这种地势低、热气蒸腾、湿气又大的地方，我推荐的主食是捞米饭。

其实我们小时候吃的都是捞米饭，做法是先把米和水煮 5~10 分钟，把米汤过滤掉以后，再上笼屉或放入电饭锅，把米蒸熟，这叫捞米饭。出来的米汤就当汤喝。

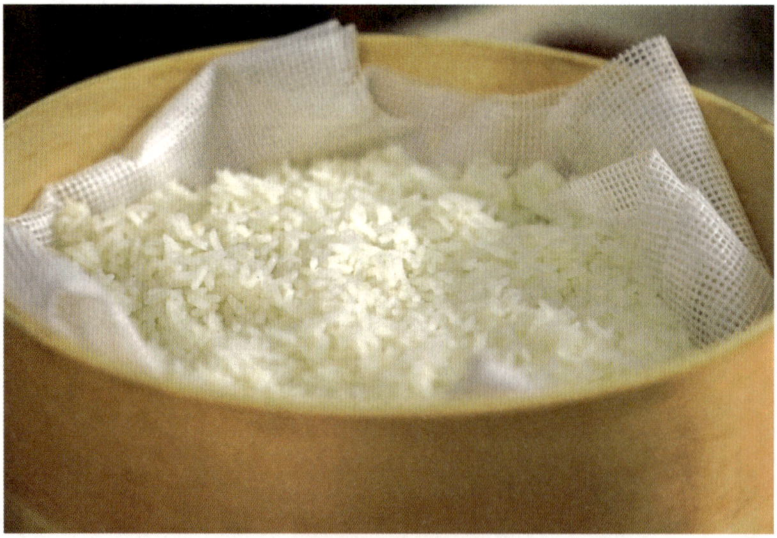

捞米饭

有什么好处呢？我观察了一下我的很多患者，吃发酵食品，其舌苔就干净；吃不发酵的食品，如死面或米饭，就容易出现舌苔。我知道四川很多地方的人吃捞米饭，吃捞米饭湿气就不重，再加上四川人吃很多麻辣鲜香的菜，包括佐料，所以四川人湿毒不盛，广东或其他地方的人反而湿气显得比较重。

我小时候吃过捞米饭，大了以后有一次跟着张至顺老道长去白云观。中午白云观的住持请张至顺老道长和我们随行人员在道观里吃了一顿素斋，当时盛米饭的大盆前面有一个盆子里放的就是米汤，米饭比较干爽，颗粒分明，我一看就知道这是捞米饭。

大家可以在暑天的捞米饭里加点儿小米，我们叫二米饭。小米利湿的作用比大米好一点，还可以再加点儿薏苡仁，因为薏苡仁比较硬，它可以比大米先煮 20~30 分钟，再跟大米一起蒸，这样的话吃起来就比较软烂。

2 臣：干烧鱼

主菜介绍一下我最拿手的干烧鱼，干烧鱼用河鲜，这是烹饪淡水鱼的一个非常好的方法。

我说了海鲜基本上清蒸、生吃都行，不用深加工。河鲜不一样，河鲜本身有土腥气，再加上现在养殖滥放饲料、药物，土腥气更重，所以干烧是一个很好的烹饪方法。

干烧跟红烧的区别就是干烧到最后把汤汁都收到了鱼里，所以没什么汤，就剩下干的；红烧是有鱼，还有点儿汤汁，甚至吃完鱼以后还能吃点儿鱼冻。

干烧鱼是我爸教我的，现在做的时候每每都想起他老人家，他爱吃，

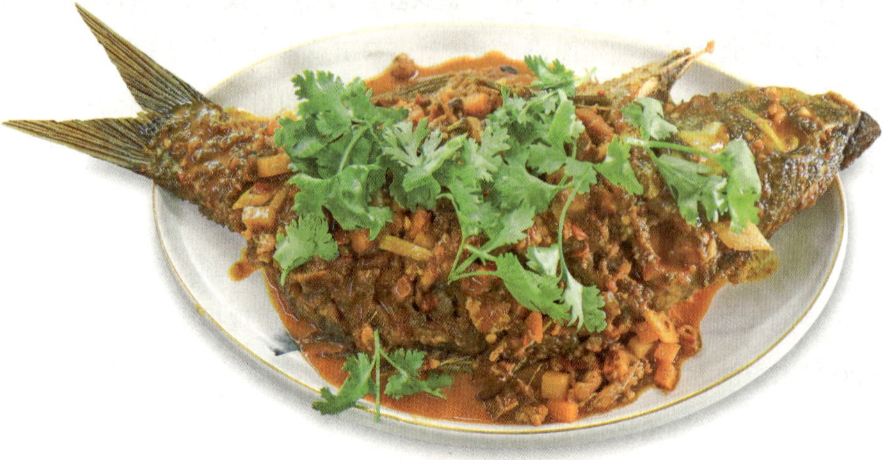

干烧鱼

也爱做，潜移默化影响到我。

做干烧鱼，用鲤鱼或草鱼都行，草鱼更好一点，鲤鱼土腥味偏重，收拾起来一般都是现宰现杀。

那些卖鱼的整天手就浸在低温的水里，他们的手基本上都是黑红黑红的，这其实是病。

去看西医没准儿说是什么雷诺病，后来我给临床班讲过，2002 年我住地下室的时候，老板的一个表弟就是厨子，总给人杀鱼、洗鱼，他的手就是肿的，我就在他手背上的阳池穴、阳谷穴和阳溪穴扎了三针，结果他的手就开始出冷汗珠，然后开始回暖，最后手变得完全热乎，就扎了一次。中医效果真是很神奇。

扯远了啊，咱们回来说杀鱼。鱼要刮鳞、掏鳃，掏出肚子，里面有鱼子，咱们得留下，特别要把鱼里的血污黑膜刮掉，鱼基本就不腥了。

我学习做饭那会儿还看部队的录像带，在鱼背上砍两刀，接近头、接近尾巴处砍两刀，里面有根白色的筋要挑出来，人们说这叫腥线，就是让鱼发腥的那条线，我还真这么做了。后来深入学了才知道那是鱼的神经纤维，腥不腥跟它没有太大关系。

把鱼清洗干净以后，在鱼的两侧切上十字花刀，让它“皮开肉绽”，然后放上葱、姜，撒上胡椒粉，再抹上料酒，加点儿盐把它擦匀，在鱼的肚里塞点儿葱、姜片，让它入味，腌制 10 分钟。

腌好了以后，我们就用宽油，把油烧开了，同时把腌好的鱼表面的水用厨房纸巾蘸儿下，把鱼身弄干，在油快冒烟的时候把整条鱼放在锅里炸。我们平时煎鱼的油很浅，做干烧鱼的一个秘诀就是要用宽油，把鱼完全淹没了炸，鱼在入锅之前也可以先用勺舀起一两勺热油在鱼身上淋两下，让它定型，这是让鱼进锅里后就不粘锅了。

炸得狠一点，然后翻过面再炸。锅小的话鱼头翘起来炸，先炸鱼头然后再炸鱼尾，把它全炸透。炸到什么程度？炸到呈金黄色、外焦里嫩，然后把它捞出来放在一边控油。

做干烧鱼很多人喜欢用点儿香菇丁、笋丁、胡萝卜丁，有的还喜欢用青豆，这些都准备好，用开水焯熟，控干了放在一边。

这时秘诀就来了，另起锅烧油，要么用猪油直接炝锅，要么就切点儿五花肉的肉丁在锅里干煸，煸到出油，至少要把水分煸干，肉丁变得焦黄、油出干净了，出了肉香。这是我爸教我的。

我爸跟我说做河鱼想要香，必须放猪肉。油出来以后就把葱、姜、八角（做鱼还有个讲究，河鱼必须用八角，猪肉也必须用八角，唯有羊肉不许放八角）、花椒煸香了以后，再加入点儿豆瓣酱炒出红油，炒香。这时放入刚才焯好的香菇丁、笋丁、胡萝卜丁煸炒，再把鱼放进去。

这里有一个秘诀，把鱼放进去以后，加料酒，马上盖上盖子，开锅以后加开水，没过鱼一半以上，加点儿生抽调味，再加点儿胡椒粉、白糖。

最后揭开锅盖，大火烧鱼，直到汤汁全部浸入鱼里。最后一个关键点就是烹点儿醋，把青豆放进去，就可以出锅了，摆一下盘，放点儿香菜。

干烧鱼的特点就是鱼经过几番折磨，先把鱼炸干，再给鱼以饱满的汤汁，加上佐料的香味，鱼基本熟透、烂透，然后浸透。

我每次做这道鱼，盘子几乎是秒光，基本上汤汁都不带剩的，尽管本来就没什么汤汁，大家都说我做得好。

3 佐：冬瓜包肉

第二道菜还是以甘甜、甘淡作为主要味道，然后加点儿腥味或辣味给它做一个反佐。推荐的这道菜叫“酿馅冬瓜”，也可以叫“冬瓜包肉”。

叫冬瓜不是因为冬天才产，而是因为其表皮有一层白霜，看上去像下

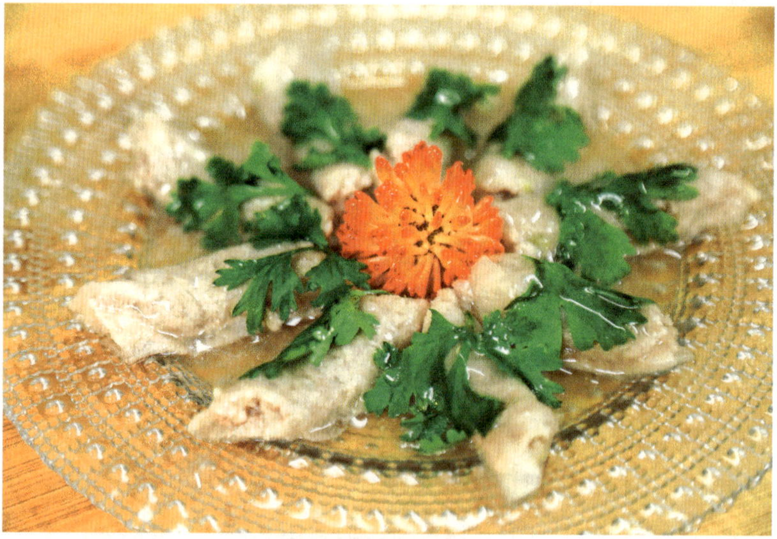

酿馅冬瓜

了一层霜，所以起名叫冬瓜。

冬瓜这种蔬菜真是百搭，它自个儿身上没什么味道，大家整天吃的月饼，什么椰蓉酥、凤梨酥，我告诉你都是用冬瓜做的馅，用冬瓜拌上色素和香精做成那个味道。真正拿水果做月饼，第一时令不对，第二成本太高。

冬瓜本身是一种很好的补脾胃、利尿的食材。而且中医用冬瓜的种子治疗肺痈和肠痈（就是肺里的细菌感染和阑尾、肠道的细菌感染），它是非常好的一味药。

以前介绍冬瓜做虾仁，提鲜增味。现在我们就用冬瓜来做饺子皮，包点儿羊肉馅的饺子，因为在南方有伏天喝羊汤、吃羊肉的习俗，所以前面是干烧鱼，后面是羊肉馅，整体就是鲜美。

羊肉跟猪肉的最大区别是羊肉特别吸水，如果水少了羊肉会特别柴，特别硬。所以拌羊肉馅要不停地拿葱姜水往里兑，不停地搅拌；在拌的同时，放点儿剁好的葱或小茴香作为辅料，里面要放胡椒粉、盐，还要放点儿酱油，有的地方还放五香粉，其实羊肉没必要放五香粉，猪肉才用，所以我觉得放葱姜水、花椒水足矣。

先把馅拌好，再切冬瓜皮，沿着它的边缘切。冬瓜皮的厚薄要均匀，像厨师切的那样。冬瓜皮切好以后要拿盐杀一下，杀完以后它就不那么脆、不那么硬了，容易包饺子。

然后把冬瓜皮跟卷烟卷一样卷成圆筒，把做好的羊肉馅塞进去，准备一个大盘子，辐射状地摆一圈，中间留点儿孔。摆好以后，如果还剩点儿馅就放在盘子中央，如果没有也没关系，这就妥了。

上笼屉大火蒸10分钟，就可以出锅了。如果再加工一下，蒸出来的汤汁积在盘子中间，可以倒在锅里，勾点儿芡加点儿葱、姜，过一下油，再浇在冬瓜卷上，拿筷子一夹，冬瓜的甘甜、羊肉的鲜美，趁着大伏天吃确实很开胃。

4 使1：辣椒炒肉

第三道菜用辛味，有的同学推荐湖南的辣椒炒肉，也叫小炒肉。说起这个肉我就想起在东直门医院食堂的情景，这道菜是我吃的最下饭的一道菜。

那会儿医院有两个窗口，一个窗口卖普通的菜，还有个窗口叫小炒，如果你愿意交两块钱，大师傅就给你单炒一个辣椒炒肉。不是用大锅，大锅炒出来的辣椒炒肉水了吧唧的，辣椒是蔫的、软的，而用小锅炒出来的是挺的、有弹性的。

你想那会儿一个月工资八十块钱，平均到每天也就几块钱，再买一个小炒肉，往事不堪回首。

我们看一下小炒肉的做法，小炒肉的主要原料是辣椒，最好是很辣的那种，其他的可以切点儿土豆、五花肉片，蒜也要切点儿片，五花肉少一些，辣椒要多一些。

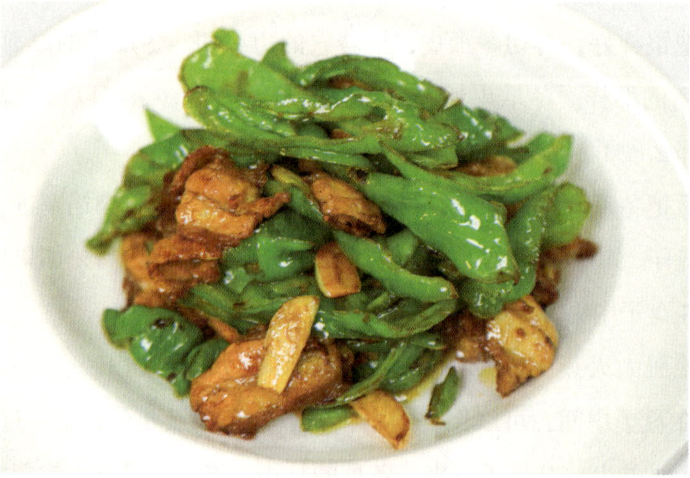

小炒肉

锅里倒油，油开了以后，先把土豆片跟辣椒片、蒜片爆炒，炒得辣椒变色了。然后单起锅，把五花肉下锅以后炒出油，最好出油多一点，肉干巴点儿，再把刚才炒好的辣椒、土豆、蒜片放进去一起翻炒，最后就出锅了。

一般五花肉选比较细嫩的，辣椒就是穷人的肉，穷人没有肉吃就吃辣椒，现在有肉吃了就用辣椒炒肉下饭，这是非常好的。

有的地方改良，加入豆豉、剁椒，那就因人而异了，我做的是最简单的农家小炒肉，有时土豆片不用放，只用辣椒炒肉。

5 使2：清炒莴笋

最后一道菜，推荐清炒莴笋。

莴笋有一股特别怪的味道，也不能说是香，而且莴笋折了以后会流出一种像奶汁一样的东西。我小时候就吃过莴笋，削去皮，切个片，取莴笋

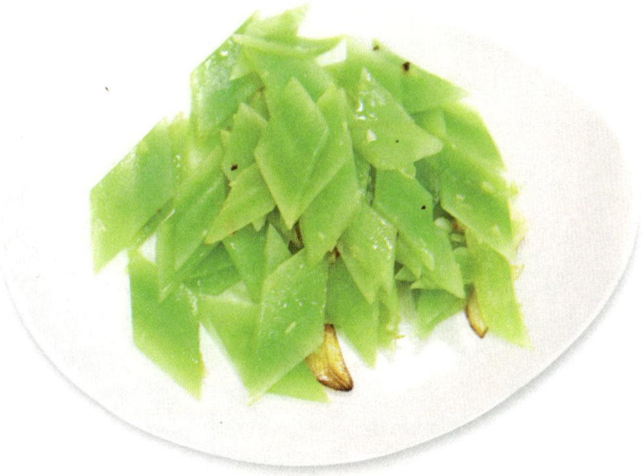

清炒莴笋

有点儿苦的味道，取其清热解毒之气，平衡一下我们吃了这么多羊肉、猪肉还有鱼肉带来的热气。

莴笋切片，切片以后最好过一道开水，也就十几秒，焯一下，焯完了马上过凉，控干放在那儿备用。锅里最好起猪油，然后爆香蒜末、姜末或葱末，爆出香味以后把莴笋放进去，然后翻炒几下撒盐就出锅了。

祝大家伏天"怡"。

第10章

立秋北方膳

立秋了确实有一些清爽和凉意，但南方还是暑湿闷热。我介绍的北方菜、主食，还是以补益脾胃、甘甜利尿的为主，我选了玉米面，它也叫棒子面。

棒子面原来是主食，现在是杂粮，原来人们都不愿意吃，现在都抢着吃，确实是一种很好的食材。

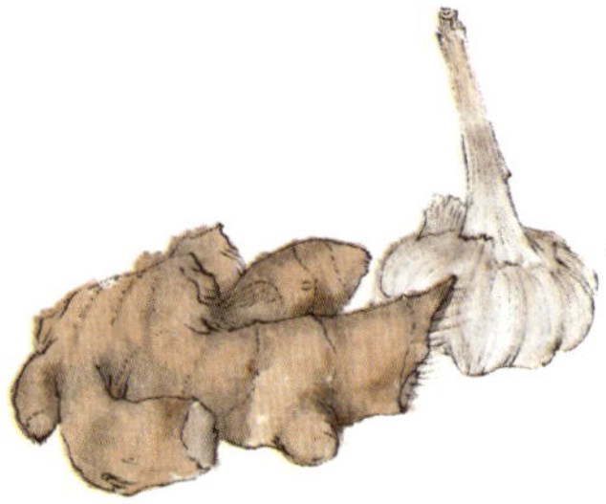

1 君：贴饼子熬小鱼

立秋了确实有一些清爽和凉意，但南方还是暑湿闷热。我介绍的北方菜、主食，还是以补益脾胃、甘甜利尿的为主，我选了玉米面，它也叫棒子面。

棒子面原来是主食，现在是杂粮，原来人们都不愿意吃，现在都抢着吃，确实是一种很好的食材。

玉米面的特点是不好发酵，但味道比较甜，而且耐嚼，所以做窝头也好，做玉米面贴饼子也好，都是实心的，适合那些腮帮子肌肉发达的人嚼。胃肠功能弱的人都喜欢吃点儿软饭、馒头。所以推荐一个君臣合一的，就是熬小鱼贴饼子或叫贴饼子熬小鱼。

先说贴饼子。纯粹用玉米面蒸出来的，黏合性不够，玉米面没有那么黏，所以里面要加点儿白面或豆面。有的人还喜欢往里加点儿糖、牛奶，我觉得就有点儿过了，吃棒子面还加什么牛奶？有的人喜欢放点儿苏打粉，有的人喜欢放点儿酵母，都可以。

我们还是选择放点儿酵母，按玉米面、白面、豆面的比例，因为豆面蛋白质含量高一点儿，所以吃起来有点儿香。尤其在贴饼子的锅上烙熟了以后，豆面香味更好闻一点儿。

和好面，饧好了，捏成饼子样，就等着熬小鱼。如果你不愿意熬小鱼，用另一个锅烙或蒸就行了。

下面说一下熬小鱼。我们只用小杂鱼或淡水鱼，就是河里、湖里出产的小杂鱼。在前面讲海鱼的时候我说了，我到珠海，当地的朋友招待我，人家很客气地告诉我，他们都吃小鱼。我后来非常认同，小鱼更鲜美，刺更多、更好吃，大鱼直接啃肉得了。湖鱼、小杂鱼随着时令季节就有出

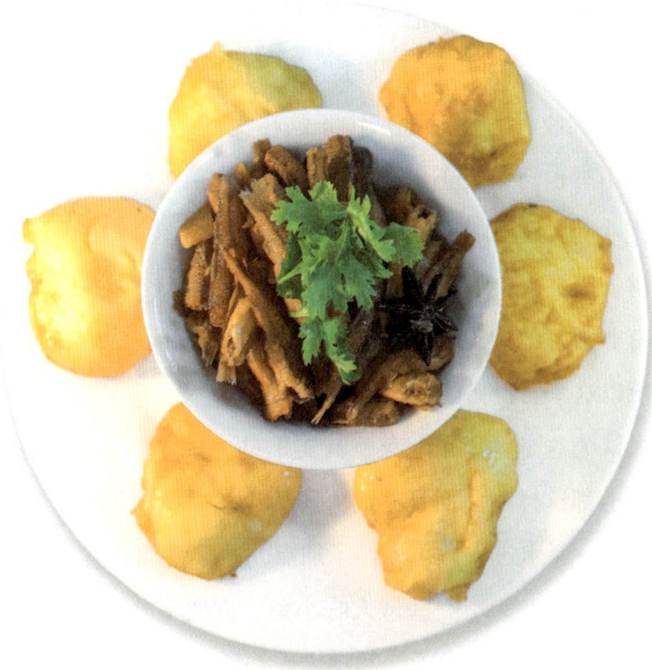

贴饼子熬小鱼

产，而且价格也不高，价格不高是因为现在人都懒得收拾，反正我的观点是人弃我取，你不要的我要。

到当地买一些新鲜的应季小杂鱼，小杂鱼不耐放，能吃到的肯定是当天的小杂鱼。把它收拾好了，去鳃、去鳞、去黑膜，收拾好了以后不用腌，因为没必要，放那儿晾干。然后锅上热油烧到七成热，有点儿小冒烟的意思，把这些小杂鱼依次放进去炸。

炸到觉得骨头都酥了，就行了。捞出来，大铁锅放好了，先用猪油炝锅，或者先炒点儿五花肉，炒出油，煸去水分，放葱、姜、蒜，炒出香味，这时把小杂鱼依次摆进去放好。因为“治大国若烹小鲜”，这个东西不经折腾，一折腾全糊成一锅粥了。

放好后烹料酒，盖上锅盖烹，让酒和蛋白质、脂肪发生反应，产生美拉德反应。烹完以后加开水，没过小鱼。依次放花椒、八角、盐、生抽，大火烧开，中火收汁。同时把贴饼子贴在大铁锅的内壁一圈，过 10 分钟再翻个面，不翻也行，反正也是熟了，一边焦黄也挺好吃。等汁收得差不多以后，把小鱼儿铲出来，汁剩一点儿，浇在小鱼身上，撒点儿香菜段，然后把贴饼子铲下来，贴饼子熬小鱼儿就成了。

小鱼有非常好的渗湿利尿的功效，也能补充蛋白质。玉米面也有相同的功效，所以这个君臣搭配还是比较好的。

很多人认为这是一道东北菜，其实不是。只要是有湖泊的地方，当地的渔民基本上都这样吃。而且有的人家小杂鱼不经过油炸，直接洗干净往锅里一放，加一瓢水进去熬，熬好了加点儿盐、酱油，就可以吃了。

油炸是为了啥？为了一些懒人吃小鱼，方便不吐刺，直接用高温油把骨头炸酥了，整个连头带身子一起嚼进去补钙。

2 臣：圆白菜

第二道菜做圆白菜，有人叫手撕包菜，有人叫圆菜。圆白菜我也种过，在日本种的。头一年可能营养不良，长着长着就是不往里卷，在那儿张着，而且地里不打杀虫剂，菜叶被虫子咬得千疮百孔。我一看那样就算了，不管理它，结果第二年开春它又活了，开始长新的叶子，到了夏天快秋天的时候结了一颗包菜。

我觉得圆白菜也是多年生草本植物，这是我亲身实践获得的知识。

手撕包菜为什么比切的好吃？我觉得是形状不规则。就像在北京的小吃街上吃灌肠，灌肠如果用刀切得平平整整，再拿猪油煎，接触面就很平

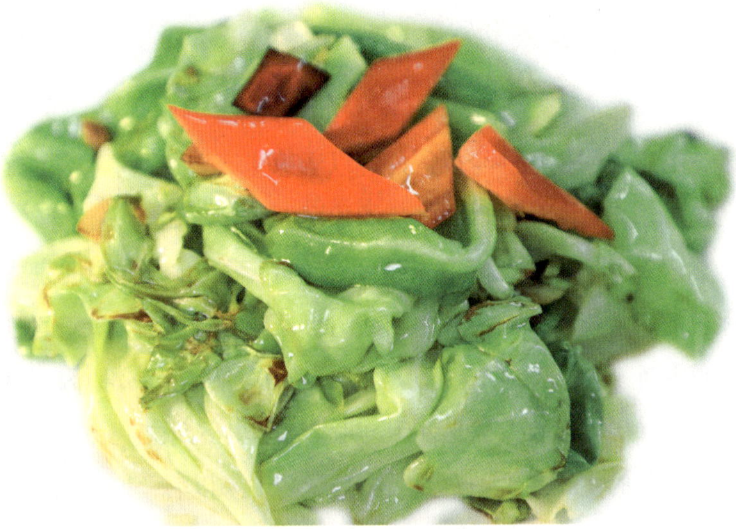

清炒包菜

整；如果切得厚薄不匀，棱角突起，接触面不一样，有的地方脆，有的地方糯，有的地方软，口感挺好。

手撕包菜就这么一个讲究，通过手撕，把中间那些硬的梗或棱直接去掉了，撕好了洗干净控水，这种菜不用过水。

另起灶，放猪油。我说过荤油炒素菜，素油炒荤菜。猪油下锅以后先煸花椒粒，黑了以后下辣椒段和蒜片，葱、姜也行，各取所需。不爱吃蒜，怕下午出诊有口气的，就下葱、姜、辣椒段。

香味出来起烟了，就把手撕的包菜片放进去翻炒，注意一定不要加水，就在那儿干炒，可以调到中小火煸炒，它就出水了。出水以后加盐，就可以出锅了。

出锅前可以淋点儿醋，淋点儿醋就圆满了，一道手撕包菜就做好了。有的湘菜馆里手撕包菜要加五花肉，我们今天有熬小鱼了就不加了。

3 佐：芥末墩儿

第三道菜我们要用一个反佐的、以辛辣味道为主的菜。我选了一道北京的名菜——芥末墩儿。

儿化音特别有意思，有的带儿，有的就不带儿，如说北京内城九座门，你说前门就不能叫前门儿，玄武门也不能叫玄武门儿，有两座门可以带儿，就是东直门儿、西直门儿，挺有意思。具体什么原因，有什么规律，不知道。反正很多人学北京话，儿化音学得不到位。

芥末墩儿的主菜是大白菜，大白菜秋冬下来以后，原来是吃冬储大白菜，这里为了调味，就提前做了。

大白菜要去头去尾，只用脖子和腰，带点儿叶子，要去老帮子。北京

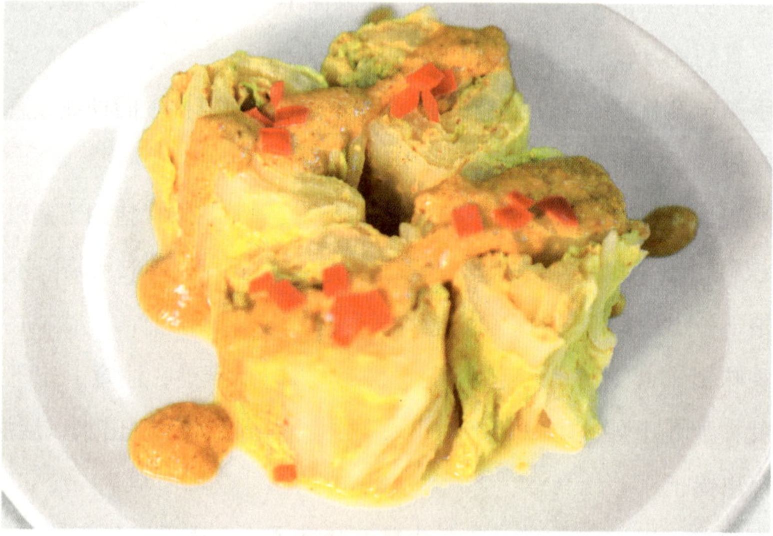

芥末墩儿

话骂人“老帮菜”，意思就是老帮子，不要，去掉。去掉以后切开，切开以后把白菜放到水里焯十几秒钟。原来讲究的是用漏勺盛上白菜段，在沸水里浸几下。还有更讲究的，据记载，老舍教他夫人做这道菜是用开水淋上去，淋上去的好处就是让它半生不熟，完全熟了，将来做出来成菜糊了。

焯完以后别过凉水，为什么？要趁着白菜还带着余温，把芥末放进去。

先焯好白菜，铺好，然后调芥末糊，在外边买黄芥末面，然后用温开水把它调成糊状，里面放点儿糖，还要放点儿米醋。这就是我们说的君臣佐使，辛味加点儿反佐的醋，加点儿使药。调好芥末糊以后，趁热把它铺在白菜身上，然后卷起来。再切段，用牙签插起来，然后一个个摞，摞成两层或三层码起来。这时用保鲜膜一封，放在室内或冰箱都行。最好是闷它一天到三天，最后拿出来就可以吃了。

这道菜是凉菜，但其实是热菜凉吃，不是生菜叶子，浇上芥末就吃。这道菜吃到嘴里，第一，芥末窜辣味冲鼻子、流眼泪。另外里面还有甜味，有糖，还有醋，有一种酸味。另外白菜脆、嫩，都体现在里面。基本上我们到老北京馆子里点一盘上来，也就五六个芥末墩儿，一般每个人吃一个就够了。

好处在哪儿？数伏天唤醒脾胃，振奋阳气，特别振奋我们的胰腺，芥末起到消食化积、祛湿化痰的作用。尤其到了深秋或冬天，大家贴秋膘滋补的时候，肉吃腻了，拿这道菜爽爽口，化化肉积。

4 使：炸豆腐泡

最后一道菜我们选择苦味的做使，选了豆腐。

这次教大家做炸豆腐泡，因为我们有时做早饭或做其他菜的时候需要用到炸豆腐泡。炸豆腐泡像什么？有点儿像前面给大家介绍过的炸面筋，是配菜时用的，吃素的人也把它当肉吃。

炸豆腐泡要选用北豆腐，也就是硬豆腐或者用卤水点的豆腐。豆腐切成正方形的小立方块，切好以后，锅里煮水，水里要放盐，放点儿葱、姜也可以，然后就把豆腐放在开水里，反复煮三五分钟，啥意思？就是让出锅很久了，甚至被冷藏过的豆腐恢复生机，恢复它的软嫩。煮完以后形状不变，我们把它用漏勺捞出来，控干水分备用。

起锅用花生油或菜籽油，油温要五成以上，可以用筷子稍微蘸点儿水伸到油锅里，水哗哗地滚开，这时就够了。用漏勺把刚才控干水分的豆腐放进油锅里炸，先让它稍微定型。

不让油温太高是为什么？如果外面焦了定型以后，里面的水蒸气就出不来，出不来以后就会爆，所以不合适。

我们就让它慢慢定型，定型以后里面还有残余的水蒸气，然后它就鼓起来形成一个叫豆泡的东西。也可以炸到一定时间，油温下来了，就用漏勺把豆腐块捞出来，油温升高以后放进去再炸，想吃好吃的就得不怕麻烦。反复三四次以后，等豆腐变成一个豆泡，圆鼓鼓地鼓起来了，就可以了。

豆泡可以做汤吃，葱、姜爆锅，加点儿生抽、开水，翻滚了以后把豆泡放进去，煮三五分钟，然后撒点儿香菜，也可以稍微勾点儿芡，一碗豆泡汤就可以出锅了。

也可以在做其他菜的时候，用炸豆腐泡来做调剂。

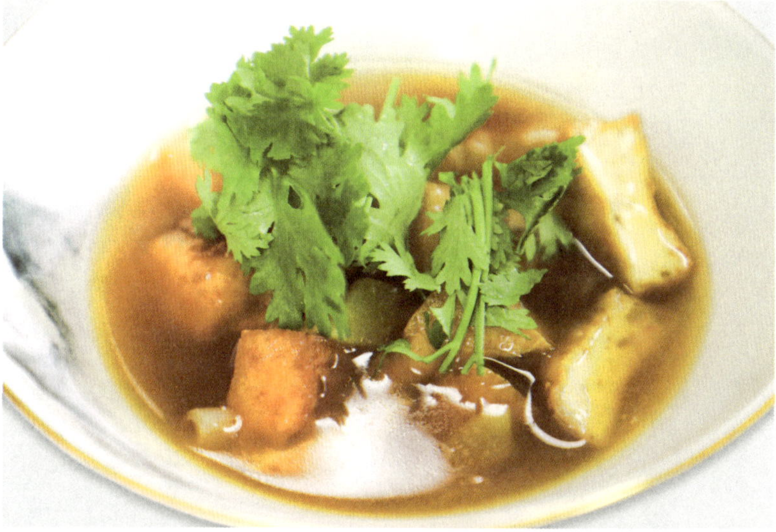

豆腐泡

总之，这顿饭有棒子面、小鱼儿、长白菜、圆白菜，还有豆腐，合起来营养丰富，五味俱全，搭配合理。

祝大家用膳“怡”！

第11章

立秋南方膳

吃东西就高高兴兴的，不要有任何负罪感、内疚感。天生万物皆供人取用，取之有道，取之有常，符合天道，符合人伦就可以。

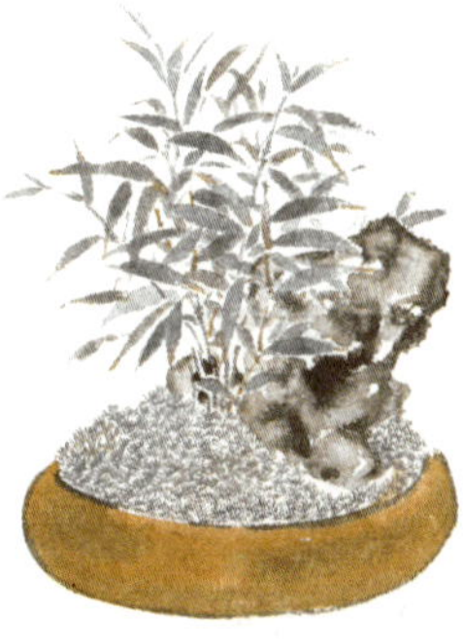

1 君：鳝丝面

尽管马上就要立秋了，应该讲一些秋天时令的膳食，但事实上大家也听我介绍过，以前叫十月历，应该有长夏，长夏应该从夏至以后，至少持续到九月立秋。现在数伏天应该要持续到八月下旬，所以我们还是介绍长夏的饮食。

我们吃面条要做一个浇头，这个浇头就是鳝，黄鳝，鳝鱼。有黄鳝就有白鳝，白鳝其实就是鳗鱼，有河鳗也有海鳗。

黄鳝是滋补佳品，一般阳历六月到八月这一段是它最肥美的时候，到冬天它就钻到淤泥里了。黄鳝是无鳞鱼，而且浑身只有一根骨头，没什么刺，所以特别爽口。

现在是吃它的最佳时间，所以我推荐鳝丝面，其实就是煮面条，用黄鳝做浇头。怎么做呢？选一个典型的苏州吃法：先把黄鳝收拾好，切成丝，不要切成段，为什么不切成段？因为改刀的目的是让所有食材基本上大小、形状一致，别夹一口菜里有圆的、有方的、有长条的、有方块的，最后放到嘴里不好嚼。另外准备点儿不太辣的青椒或柿子椒，再准备茭白丝，跟北京吃炸酱面的菜码一样，咱们都准备好，另外就是葱、姜、蒜都备齐了，特别是蒜。

黄鳝入药，在《名医别录》中就有记载，历朝历代都把它当一种很好的滋补药来用，补虚损。它还能祛风湿痹痛，在南方潮湿的环境里，很多人身上是有湿气的，鳝鱼是一种很好的祛湿食材。另外我上学时就学过用黄鳝血治疗面瘫，它能把中的邪风拔出来。还有用黄鳝的骨头（如烧成灰以后吞服）治乳腺的硬结、硬核。

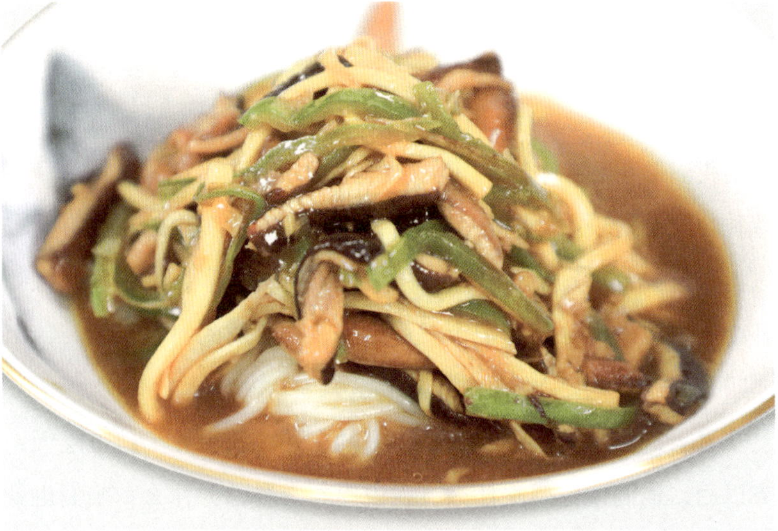

鳝丝面

吃鳗鱼的时候，我妈把鳗鱼骨头收集起来，在暖气片上烤干，然后捣成末给我们吃，说是能补钙。

鳝鱼切成丝以后，先在锅里放点儿油，把辣椒和茭白分别清炒一下，用很高的温度把它煸炒熟了，放那儿备用。然后葱、姜、蒜下锅，爆香以后就把鳝鱼丝放进去翻炒，炒出油水，炒出香味，再把刚才煸炒好的辣椒丝和茭白丝放进去，一起翻炒，最后放点儿盐、生抽，淋点儿香油，或者再稍微放点儿薄芡粉，让它变成有点儿稠的样子，浇头就做好了。

浇头做好以后另起锅煮面，面条熟了以后，可以过凉也可以不过凉，把刚才做好的浇头放上去就行了，这叫鳝丝面。

2 臣1：咖喱牛肉

主菜我们推荐咖喱牛肉，其实咖喱就是中国的十三香。

芳香化湿的药现吃现磨是最香的，超市有卖咖喱块的，也有卖咖喱糊的。家里准备一台料理机，我把方子、比例告诉大家，如果想吃咖喱，就从厚朴小厨房里的药斗子里把十三香配齐，一起放到料理机里转，出来的咖喱才叫香。

夏季暑天，咱们得吃点儿芳香化湿的东西。我去几个地方吃饭，尤其到南方以后，他们说你想吃什么，我说要吃泰餐，为什么？咱们也就是数伏天热得不行，潮得不行，可泰国天天如此，所以你想想泰国人吃什么就行。泰国人、印度人都吃咖喱，所以红咖喱、绿咖喱、黄咖喱做的饭就是香，就是好吃，既开胃又能化湿，所以咖喱饭时不常地咱真得吃点儿。

准备好咖喱块，牛肉我们选牛腩，牛腩其实就是肚腩，就是肚皮上的那层肉，当然有人也把接近牛肋骨边上的肉算上。牛腩的特点是有筋有肉，还有肥肉，层次分明，而且吃起来口感层次特别好。如果用牛腱子肉做咖喱有点儿屈才，不太入味。

牛腩切好块，冷水下锅，加点儿葱、姜、料酒，先焯一下水，去一下浮沫，把沫子打干净冲凉水过凉，然后另起锅放凉水。

把刚才焯好水的牛腩块放进去，还是加葱、姜，放点儿八角、桂皮、香叶，然后小火炖，最好用陶罐、瓦罐，不要用铁锅炖。

小火炖牛肉需要炖两个小时到两个半小时。我不提倡用高压锅，真是没办法的办法。但是你要用高压锅基本 25 分钟就行了，各是各的味。我建议大家还是享受这个过程，就炖两小时到两个半小时，出锅的时候连汤带汁都留着。

切一个胡萝卜，切滚刀块，土豆也切成滚刀块。如果讲究一点就是胡

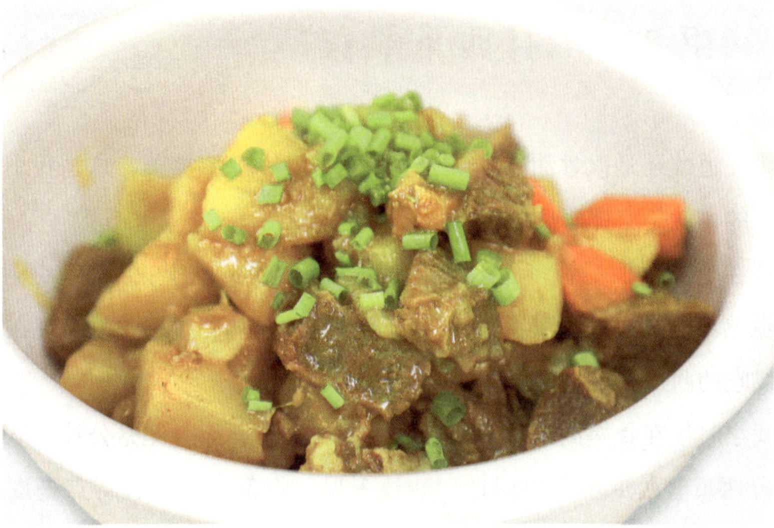

咖喱牛肉

萝卜，先拿开水焯一下，焯个半生不熟捞上来。有讲究的厨师说是要把土豆的滚刀块拿油炸一下，炸了以后其实就是表皮定型了，跟牛肉和咖喱炖，它不会变成土豆泥，不会变得稀烂，这也是一个经验。

起锅以后，最好锅里放点儿黄油，黄油就是牛油，是用牛奶加工出来的，黄油化了，先炝洋葱丁或洋葱末，炝出香味以后，放咖喱块或咖喱膏，继续翻炒，然后把牛肉放进去，跟它一起翻炒。

把焯好水的胡萝卜块和油炸过的土豆块放进去，翻炒两三分钟，最后把炖牛肉剩下的那点儿汤浇进去，收下汁，保持糊糊的状态，咖喱牛肉就出锅了。再配点儿米饭，基本上我能吃一碗，不是一碗米饭，是一碗咖喱牛肉。

3 臣 2：凉拌西瓜翠衣

第二道菜还是以甘甜、甘淡为主，我推荐一道凉拌菜，这是我小时候经常吃的，就是凉拌西瓜翠衣。

现在吃的西瓜不管多甜多红，西瓜子有多黑，吃上去都有一股生味，就是没熟。这跟大棚地膜覆盖种植，还有打催熟剂有直接关系，现在想吃小时候吃的西瓜真是一件很奢侈的事。

我小时候在我妈的老家阳高县上深井村长大，那会儿是公社大队，还一起分西瓜。西瓜不需要湿地，沙地干旱一点都无所谓，特点是皮特别厚，个头大，沙瓤红。那西瓜特别利尿，吃完以后就尿一大泡尿，浑身通泰舒爽。现在也不知道是不是嫁接育种的问题，吃完以后出汗，不小便。

我说一下西瓜翠衣。以前非常珍惜食物，一点都舍不得扔，吃完西瓜

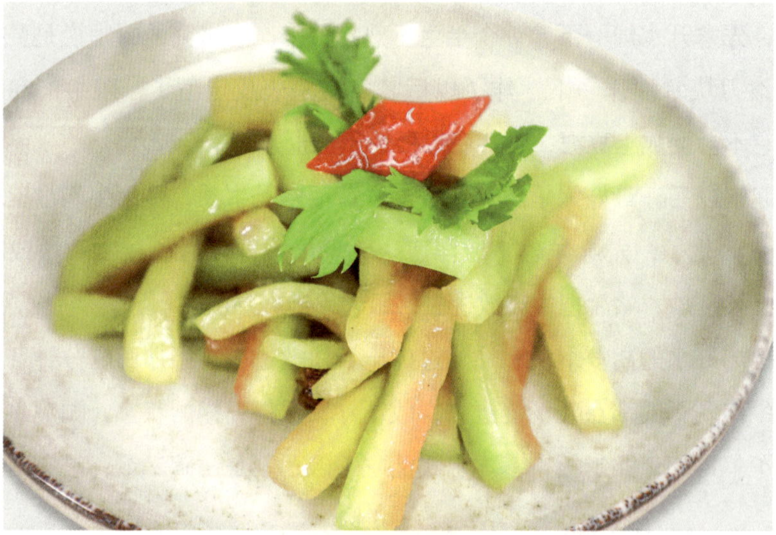

凉拌西瓜翠衣

后，瓜瓤刮得干干净净，基本都深入骨髓，白瓤绿皮，基本看不见红印。

这时把西瓜皮竖起来，拿刀把外边的绿硬皮切了，留下西瓜翠衣，然后再竖着切，切成一个个条，切成条以后，拿盐杀一下，杀完以后再把水攥出去，快速过一道清水，把盐带走，这时就可以调味了。

调味就是放点儿香油，根据口味再放点儿醋、盐，可以的话把花椒拿油炝或炸一下，最后拌一下，西瓜翠衣就做好了。

凉拌西瓜翠衣是一道非常爽口、非常适口的凉菜，我记得那会儿西瓜多了我姥姥还把它晒干，留着条到冬天泡着吃，那会儿什么葫芦丝、豆角丝、茄子干，都是夏天做的。这就是西瓜翠衣。

我老婆听说这个做法以后经常给我做，但我们现在吃西瓜都留了一层红渣儿，那个红渣儿不去的话真的不好吃，凉拌西瓜翠衣就有这么个讲究。

4 佐：炒藕带

第三道菜做一个反佐，就是用一些辛辣的味道炒菜，直接上油泼辣子也行。

我吃过一种非常好的南方食材，叫藕带，藕带是什么？就是莲的幼嫩根状茎，藕是莲的茎，真正的莲根是在两节藕中间连接藕节的小毛，那是它的根，所以整个莲藕其实是它的茎，藕跟土豆和红薯一样是块茎。藕刚生出来的时候是一条，老百姓叫藕带或藕苗，还有叫藕花、藕丝菜、藕鞭的。

藕切开能拉丝，说明里面有蛋白质，有滋补的作用，藕还有止血的作用，所以藕是一种甘甜、滋阴、润燥、养胃的食物，怎么说都不为过。从

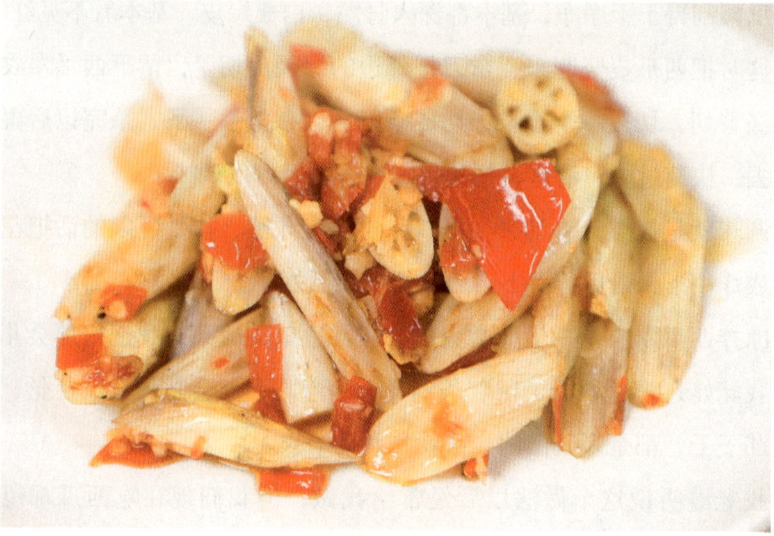

炒藕带

藕里提取的藕粉，也非常好。莲一身都是宝，荷叶是药，莲子是药，莲子心也是药，藕也是药。

《本草纲目》还说藕带能治上吐下泻后的渴、烦闷、吃不下饭，还能解酒毒、食毒，还有下瘀血的功效，非常好。

现在市场上基本藕带比肉贵，说明人们对营养和健康重视起来了。

藕带买回来以后，稍微洗一下，切成段，拿开水焯一下，焯 3 分钟以后捞出来备用。

另起锅，放菜籽油，然后放葱、姜、蒜末，炒香，放点儿辣椒段或剁椒，炒出香味，最后把焯好的藕带放进去，翻炒几下，放点儿盐，淋点儿香油就可以出锅了。

5 使：炒香干

最后一道菜我们用点儿苦味的，选了一个豆制品，就是香干。

你看现磨出来的豆腐，冻豆腐、炸豆腐泡、豆腐干，还有臭豆腐、酱豆腐，花样很多，这是中国人的智慧。

香干是把豆腐压制成豆腐干以后，用各种香料像卤肉一样，把豆腐跟香料一起煮，制成五香豆腐干，简称香干。老百姓总结是“千滚豆腐，万滚鱼”，就是豆腐和鱼是不怕煮的，我们说的是河鱼，而且指的是那种大鱼，越煮越紧实，肉越紧、越致密就越耐嚼，还越香。

我们可以做个调查，自己家的周围出哪几种香干，都是怎么做的，颜色怎么样，有没有再加点儿烟熏的。香干有青灰色的、黑色的，还有琥珀

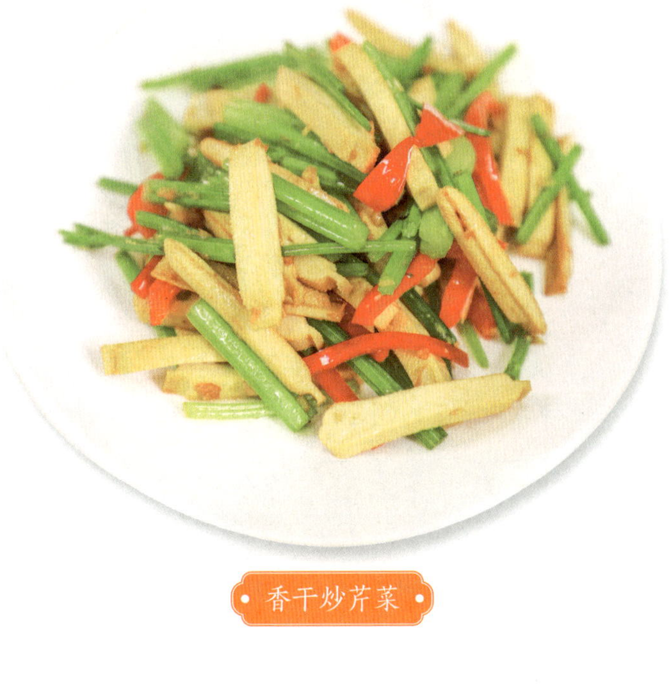

香干炒芹菜

色、褐色的等，我觉得小时候豆腐干也是很美味的，因为它里面有香料，豆腐含有优质蛋白，可以当素肉。

豆制品主要有一点就是味道苦，补肾，我们用它搭一种蔬菜，可以是芹菜、青椒（不是很辣的），一起炒菜。

香干先切成片，再切成段或丝，青椒或芹菜也切成丝或段，葱、姜炝锅以后，香干和青椒丝或芹菜一起放进去翻炒，翻炒以后出点儿水就收汁，然后放点儿盐调味，你愿意再放点儿酱油、醋、糖也可以，就可以出锅了。

祝大家伏天"怡"！

第12章

处暑北方膳

摊黄儿，大家都认为是摊黄菜、煎鸡蛋。不是，就叫黄儿。黄儿的原料是玉米面，有时加点儿白面，还有人加点儿小米面或黄米面，有人还稍微加点儿豆面，其实主角是玉米面加白面。这是典型的粗粮细做的一个方法。

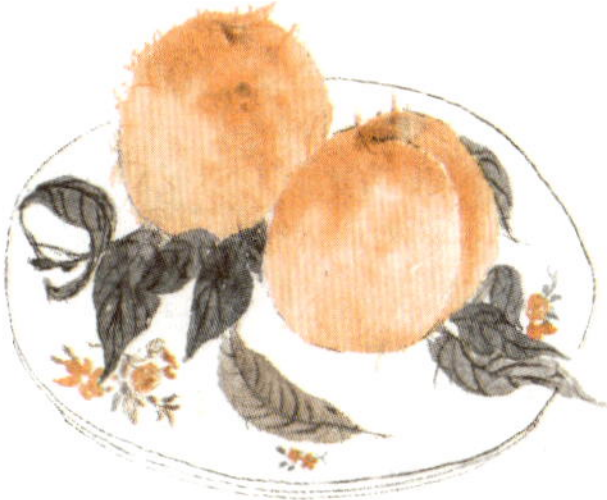

1 君：摊黄儿

给大家推荐一种我从小到大都爱吃的、粗粮细做的主食，我们大同话叫摊黄儿。

摊黄儿，大家都认为是摊黄菜、煎鸡蛋。不是，就叫黄儿。黄儿的原料是玉米面，有时加点儿白面，还有人加点儿小米面或黄米面，有人还稍微加点儿豆面，其实主角是玉米面加白面。这是典型的粗粮细做的一个方法。

它为什么叫黄儿呢？就是摊出来的颜色金黄，而且口感非常好。但做摊黄儿需要一种特殊的炊具，叫鏊子，鏊子是铸铁的，中间凸起，平面圆形。现在人不像以前把粗粮当主食，我们那会儿 70% 主食是粗粮，有口饭吃就不错了。

现在大家都营养过剩，吃不进去拉嗓子的粗粮，所以我们想个办法叫粗粮细做，教大家怎么做黄儿。

准备材料：玉米面、白面（高筋粉最好）、小苏打、酵母、白糖。

做法：先把玉米面倒在盆里，分次加进开水，用筷子搅拌。严格掌握剂量，如用 400 克玉米面，差不多要加 500 克的开水。把它打成稀糊糊的状态，再放凉一点儿，往里面加 200 克白面，也就是说君还是玉米面。

再加入 1 克小苏打，3 克酵母，再加上温水继续搅匀，不停地搅，一般要加 250 克到 500 克温水，直到它变成比较稠的面糊糊，然后盖上盖子，放到一个暖和的地方让它发酵到两倍大。发酵时间一般得一两个小时。

发酵好了以后，再放点儿白糖搅匀。如果你想吃咸口的，就放点儿盐。准备两个盆，一个放点儿糖，一个放点儿盐。

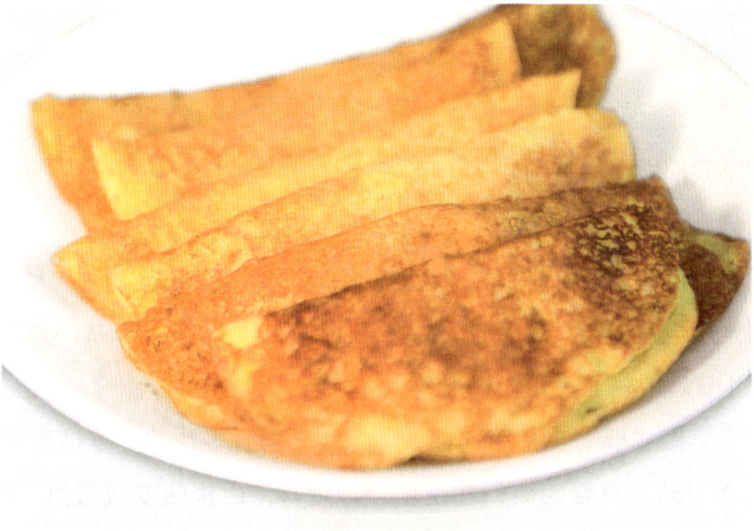

摊黄儿

这时把鏊子预热，拿刷子在上面刷一层油，花生油、菜籽油都行。开大火，然后转小火，油滋滋有点儿冒烟了，就拿勺舀上面糊糊，再往鏊子中间一倒，晃一下鏊子，让它均匀地摊开。

鏊子是铸铁的，本身也蓄热，而且黄儿好吃的一个秘诀在于什么？就是只烙一面，熟了以后再烙一两分钟，然后铲下来一对折，往那一放摞起来，这就是黄儿。一边是焦的、脆的，一边是软糯的，这就是黄儿的特点。

如果你愿意加点儿咸菜、猪头肉、酱豆腐等你爱吃的东西，都行。要点就是控制火候，带点儿焦黄，有点儿苦，玉米面本身就甜，另外加点儿糖，口感就非常好。

2 臣 1：小罐煨牛肉

主菜我们做一道特别软烂酥嫩的牛肉——小罐煨牛肉。当然不一定是小罐，只要是陶罐或瓷罐，不是用钢铁的锅做出来的，就对。

我在讲美食理论课时跟大家说过，煨跟焖、炖、炆、燸的最大区别就是，煨是用烧完了柴火剩下的火灰烤，如把土豆扔进去，拿灰一盖，过段时间，土豆就煨熟了。

把生姜做成煨姜也是用这种方法。把嫩的、多汁的生姜扔到灰堆子里，也能煨熟。只要叫煨，就是把一种食材，由快热变成慢热。而焖、炖、炆、燸，这些其实大铁锅都可以做。区别在哪儿？就是通过这种介质，长时间用火来烹制，深入性特别强，把里面筋头巴脑特别难熟的部位，做得特别酥烂，特别好消化。

我们说补益脾胃，其实就是做点儿可口的好消化的东西，让这种烹饪方法替代三焦、胃、胆，省掉一些消化工作。所以瓦罐、小罐、陶罐煨牛肉是我推荐的一个方法。

首先选牛肉，大家记住要选带点儿筋头巴脑的肉，而且有点儿肥肉，一般来讲我们要选的叫窝骨筋。窝骨筋是哪儿呢？是牛的膝盖，牛负重、耕田、拉车，其实全靠四条腿，所以膝盖骨及其周围带着这些筋头巴脑的东西是对人体最补养、最滋养的，吃起来也好吃。

肉选回来以后先切成条，再切成小方块。瓦罐煨牛肉的制作有几个要点，第一，冷水下锅，先把牛肉用开水焯一下，把血沫打干净，然后把肉控干备用。

第二，控干以后另起火，放半锅植物油，花生油、菜籽油都行，油温要高，把筋头巴脑的东西炸一下。

我以前给大家讲鹿蹄筋的时候就说过，蹄筋发不好，就要油炸一下，能缩短酥烂的时间。饭店的煨牛肉好吃，就是因为经过了一道油炸。如果家里制作不用那么多油，就煸它一下，起锅放素油，然后把葱、姜爆香，趁着油劲儿把刚才焯过水的牛肉在里面翻炒一下。

翻炒完了，水分差不多都干了以后，加点儿黄豆酱或甜面酱，然后加入开水，喷点儿料酒，把调料包放进去。调料包里一定要放八角、花椒、桂皮、香叶。另外最好放一两颗鲜山楂，起一个反佐的作用，同时能让牛肉更好烂。

所有这些工作做完了以后，就把牛肉放到瓦罐或煲汤罐里，往里加开水，开水最好是没过牛肉还高一点。

因为煨牛肉要很长时间，两小时起步，而且小火。很多人说没那么多时间，就用高压锅吧。不对，想好吃，只有这个办法，没有可替代的。所以就慢慢地咕嘟咕嘟咕嘟，咕嘟完了大火收汁。最后放点儿盐调味。

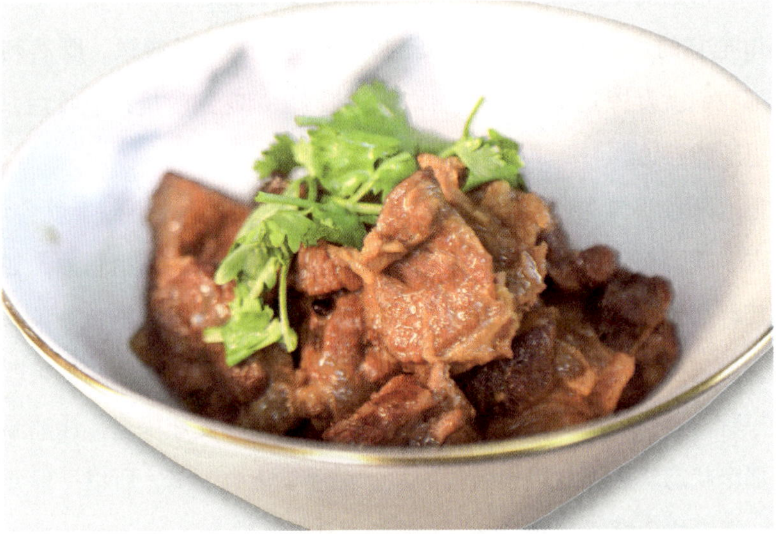

小罐煨牛肉

这就是我们的煨牛肉，入口即化，入口即烂。煨还让那些筋头巴脑的东西保留弹性，不会变成一团糨糊，所以口感非常好。

如果出锅前大家愿意放点儿土豆、胡萝卜或白萝卜，都行，单吃一碗香香的煨牛肉也挺好。

3 臣 2：香酥鲫鱼

第二道菜选了香酥鲫鱼。从小就听我爸妈说鲫鱼就没超过四两的，现在从非洲引进了一种罗非鱼，叫非洲鲫鱼，就当鲫鱼吃。我说过了，鱼是越小越好，但是小鱼收拾起来麻烦，而且刺多，导致大家都不太喜欢做。鲫鱼我觉得不大不小正合适，三四两一条，就是收拾起来稍微麻烦一点。但是麻烦一点值得，省得你去看短视频，咱们就集中精力收拾一条鱼。

新鲜鲫鱼洗干净掏鳃，开膛破肚去黑膜这套流程下来，拿干毛巾或厨房纸巾把它的水分吸干，不需要腌制。就是为了扬长避短，既然刺多又小，那我们就发挥其特点，把它炸透、炖透，刺吃到嘴里都能咬烂，吃到肚子里还能补钙。

把七八条小鲫鱼收拾好了，晾干，记住一定晾干，不晾干就会炸锅，崩油点，就会在你美丽的肌肤上留下疤。就另外起锅，用植物油，如花生油、菜籽油，把油温烧到六成热，稍微有点儿冒烟的时候把鱼一条一条放进去，放进去以后别总翻，让它定型，定型以后再翻。炸完四五条就捞出来，控着，再炸剩下的，全部炸完以后捞出来，再复炸一遍，让油温始终保持那个状态。因为放进去新鲜的鱼，油温马上会下降，所以一般要复炸一遍，把它炸到酥透。酥透以后，咱们要让它入味。

另起锅，最好是猪油炝锅，把葱、姜爆香，喜欢吃辣的可以放点儿辣

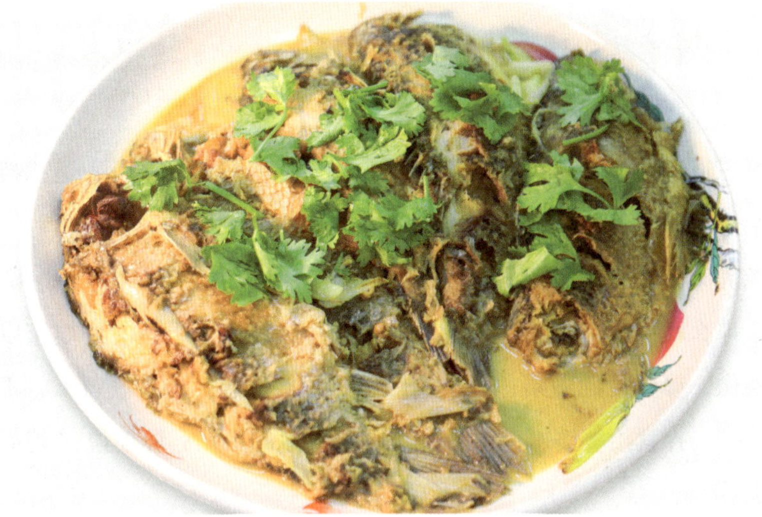

香酥鲫鱼

椒，不喜欢吃辣就别放。香气出来以后，把刚才炸好的小鲫鱼码进去，马上就上料酒，盖上锅盖烹它一下。烹完以后加入开水，没过它的一半，加入花椒、八角，中火让它翻滚。然后用夹子或铲子把在上面的小鲫鱼跟下面的换一下。等汤汁都收到鱼的身体里以后，不见汤，鲫鱼就可以出锅了。

最后根据个人口味在出锅前放点儿盐或糖，加点儿醋调一下味，香酥鲫鱼就可以出锅了。

有的地方是把它放凉了当凉菜吃的，我们还是趁热吃。

两道主菜都是肉，鱼肉加牛肉，它们的性质都是甘，就是补益脾胃的。

4 佐：老虎菜

第三道菜我们要反佐一下，要用一些辛辣的东西。推荐一道我特别爱吃的菜——老虎菜。

老虎菜是东北菜，为什么叫老虎菜？东北人说人缺心眼叫“虎”。也不知道那么聪明的老虎怎么让人说这么虎？传说有个媳妇嫁到婆家以后啥也不会做，婆婆让她做菜，她看到厨房有辣椒、葱、香菜、黄瓜，于是切丝，哗哗一拌就给婆婆端上去了，跟喂兔子似的。然后婆婆说：“媳妇，你可真虎。”

不说了，当下饭的佐料听。我非常喜欢老虎菜，因为它保留了食材的原汁原味。

老虎菜的主要原料是青辣椒或尖辣椒，就是有点儿辣的辣椒，柿子椒基本做不了老虎菜。把它洗干净掏了瓤，切成丝、段。香菜把根切了，把

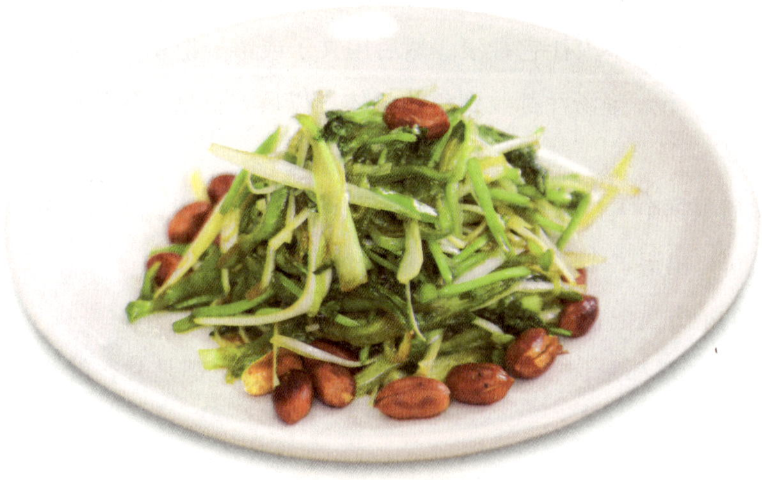

老虎菜

茎、叶洗干净，切成段。再切点儿大葱，葱白先切成段，再切成条，切成丝，备用。再把黄瓜削皮，不削皮也行，也切成丝。

最后拌点儿花生米，热锅冷油把生花生放进去，小火慢慢地煸，煸到水气没有了就捞出来，撒点儿盐，铺一张纸，餐巾纸放在地上，让地的温度快速地把热气吸收。

前面四种丝都切好了，青椒丝多一点，黄瓜丝多一点，香菜次一点，大葱丝次一点，就放在一起撒点儿盐杀杀汁水，然后攥一下，再放点儿生抽、醋，稍微放点儿糖也行。

最后放点儿香油，把凉好的花生米拌进去，手抓也好，用筷子搅拌也罢，把这些东西搅拌在一起，装盘上桌，吃到嘴里是香、脆、嫩、爽。它是很好的一道下酒菜，也是一个解腻的菜。

5 使：豆角茄子煲

推荐的最后一道菜是有点儿苦味的，我推荐豆角茄子煲。为什么选这道菜？是起到一个燥湿，帮助脾胃消化的作用。

以前我介绍过干煸豆角，大家记住，如果豆角做得不是很熟、很透，确实会让人中毒。

我记得高考完了放暑假，在家没事，学着做饭，把煮完豆角的水熬汤，实在是难吃。我爸说煮完豆角的汤都是苦的，怎么能做汤？这件事给我留下的印象很深。

已经立秋了，什么豇豆、四季豆，各种豆角都下来了，我们选一些不老不嫩的。先把豆角洗干净，择掉两边的筋，然后折成两段或三段备用。锅里放油，差不多五成热的时候把豆角放进去来回煸，直到豆角表皮出现

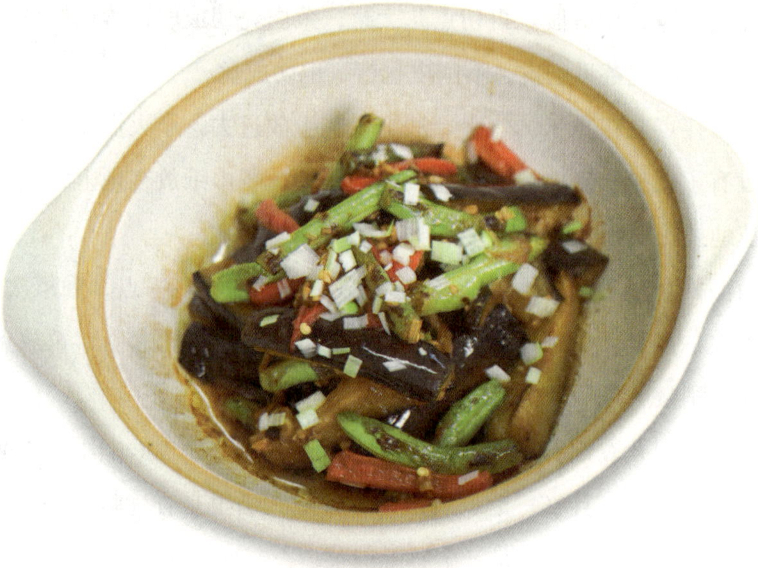

豆角茄子煲

褐色或黄色，而且出点儿水，把它控出来放在盘里。

把茄子切成段，用盐水泡一下，为什么用盐水泡？因为茄子跟空气接触后很快会变黑，用盐水泡了以后，它变黑的速度要慢一点。这时烧点儿菜籽油或花生油，把过了盐水的茄子放在油锅里慢慢煸炒。大家记住，茄子特别吸油，所以在下油以后最好放点儿蒜蓉，爆香以后把茄子放进去，不停地翻炒，让它均匀地吸收油，炒到半生不熟时就可以出锅。

出锅以后另起锅，放点儿猪油、八角、花椒炒出香味，然后把它们挑出去，再用葱、姜把锅爆香，把豆角和油煸好的茄子放进去，加开水没过这些食材，放盐，转成中火，一点一点地让它熬。

我说了豆角和茄子都有一种鲜味，不需要味精、鸡精的鲜味。最后咕嘟得快熟时，临出锅前调一下味，淋点儿香油就行，豆角茄子煲就做好了。

祝大家用膳“怡”！

第13章

处暑南方膳

天气还是湿热，我们的君，主食可以选择米饭，也可以加点儿小米，蒸个二米饭。这也是为了主菜——剁椒主要用来做个鱼头，这样的话下饭。但是也有的同学喜欢弄点儿面或者贴个饼子，都行，主食就不做过多强调了。

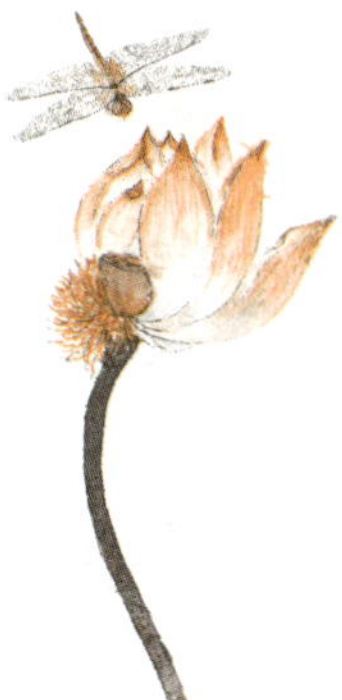

1 君：二米饭

天气还是湿热，我们的君，主食可以选择米饭，也可以加点儿小米，蒸个二米饭。这也是为了主菜——剁椒主要用来做个鱼头，这样的话下饭。但是也有的同学喜欢弄点儿面或者贴个饼子，都行，主食就不做过多强调了。

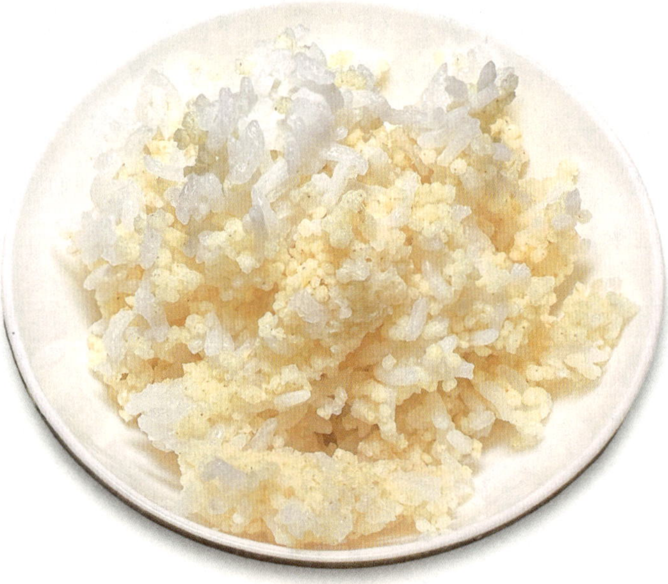

二米饭

2 臣1：剁椒鱼头

本章的主菜是剁椒鱼头，这是我非常喜欢的一道菜。

吃鱼有讲究。以前土匪绑票也不知道绑来的人家境什么样，基本上就晚上给肉票做一道鱼。鱼头、鱼尾、鱼身子都有，但是切成不同的段拼在一起。端上来以后就看肉票筷子先往哪伸，如果直接奔肉厚、肉肥的地方去了，一看就知道家里没啥钱，是个穷鬼。如果这个人伸筷子先夹鱼腩，或者吃划水，就是鱼尾巴，或者直接撩开鱼鳃帮子吃鱼脑，一看这家就是有钱人，土匪就这样观察人。

鱼哪个部位好吃？跟大家说，鱼越大肉越不好吃。我特别爱吃鱼头，第一个是它没刺，第二是它里面的肉很香。

做鱼头，北京一般用鳙鱼，即胖头鱼，也有地方用鲢鱼，现在还有千岛湖、查干湖的鱼头，好像都是炒作，反正胖头鱼鱼头一个价钱，鱼身子另一个价钱，差很多。所以买个鱼头，经常带一大段脖颈，厚厚的一层肉，真是无良商家。

做剁椒鱼头，大家要记住鱼头要新鲜。既然是剁椒鱼头，一般都是蒸。剁椒是湘菜，贵州也有。是把干辣椒剁碎了以后和盐、姜、酒放在一起发酵，这是一种特殊的制法，做出来以后的味道又辣又咸。

贵州那边的可能还有点儿酸味，湖南的一般没有太多酸味。

剁椒本身就是一个很好的菜，也可以下饭，但作为辅料来做鱼的话味道更好。

先把鱼头洗干净，鱼鳃掏干净，然后在它的鳃帮子、嘴下面，沿“任脉廉泉穴”的位置剁一刀，这样鱼头就劈成两半了。用料酒、葱、姜，加点盐腌一会儿，去去它的腥气，入入味，葱、姜抹上，给它抹匀了。去掉腥气以后，就把葱、姜去掉，把鱼控干。有人说拿水洗，洗完入的味都

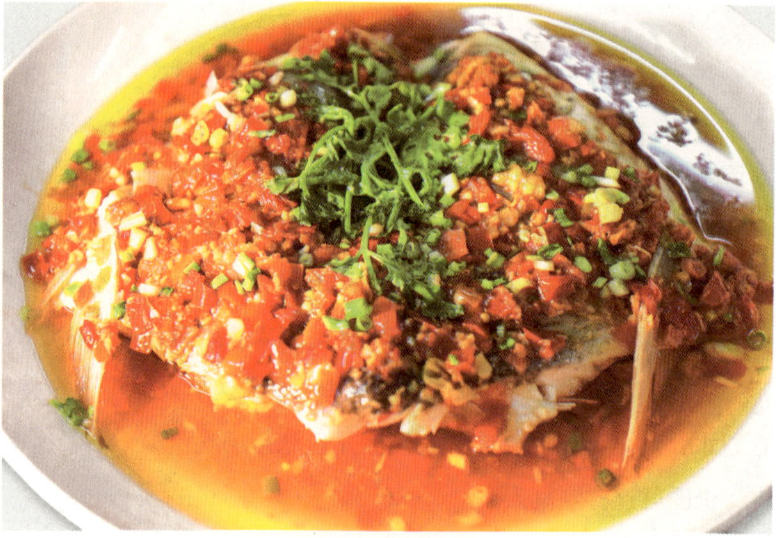

剁椒鱼头

没了，放在那，这时准备剁椒酱。剁椒酱需要一个熟制的过程，在锅里用猪油，化上花椒和八角，然后炝上葱、姜、蒜的末，把剁椒在里面煸炒一下。

把鱼放在盘子里码好，底下垫点儿葱、姜块让它透气，把鱼脸朝下，脑子分开的地方朝上，把剁椒酱均匀地抹上去。水开了以后上锅蒸 10~15 分钟，然后就取出来，在上面放点儿香菜叶或葱叶，另起锅，热油，撒点儿花椒再浇上去，香气就窜出来了。

头一道菜我们用了鱼头，它是性味甘淡的，有补脾胃、泻肾、利尿的作用，加了剁椒就反佐了它的寒性。

3 臣 2：桂花糯米藕

第二道菜选了甜口的桂花糯米藕。这是江苏、上海的典型代表菜，最早我在平安大道万新商务大厦办公，旁边有家沪帮菜，在那里经常吃这个。

立秋了，藕也逐渐成熟了，我们可以做这道菜。

这道菜要选一根比较粗、肥的藕切开，留下两头，目的是利用它的藕节。

藕是莲的根和茎，其实我们吃的藕是它的茎，藕节冒出小毛，那是它的根。从中医理论来讲，藕性偏寒，但味道是甘，所以藕节和藕加上它能拉丝就有补的作用，这种补就是止损，特别是治疗一些漏血的患者，急性出血的，它能凉血、止血。

在一些急性热病中，缺少津液的时候，我们要给补，又怕上火，藕汁或藕粉都是很好的食材。大家可能没见过一些急性出血的患者，我见过，他们那种出血，从鼻子里出的血放到盆里能有半盆，马上就凝结成块。

当年我姥姥就得了这么一个病，西医诊断说是白血病，后来我妈的老师派他的大徒弟李健到我们家参加会诊。我妈坚决不做骨髓移植，最后我姥姥又活了十几年，我当时印象很深，李健让我舅舅去找藕。

那是秋冬季节，南方有藕，北方不常见，所以我对藕的印象特别深。

大家记住，只要是黏性的、能拉出丝的这些食材或药材都有补的作用，补就是补漏洞。另外藕里膳食纤维也比较多，所以能通便，能很好地治疗热性便秘。

另外，大家对种子吸收能力不强的时候，先吃点儿根茎类的东西，如长条山药，还有藕粉，慢慢地就培养起肠道菌群，再去吃种子、吃肉，基本上是这么个规律。

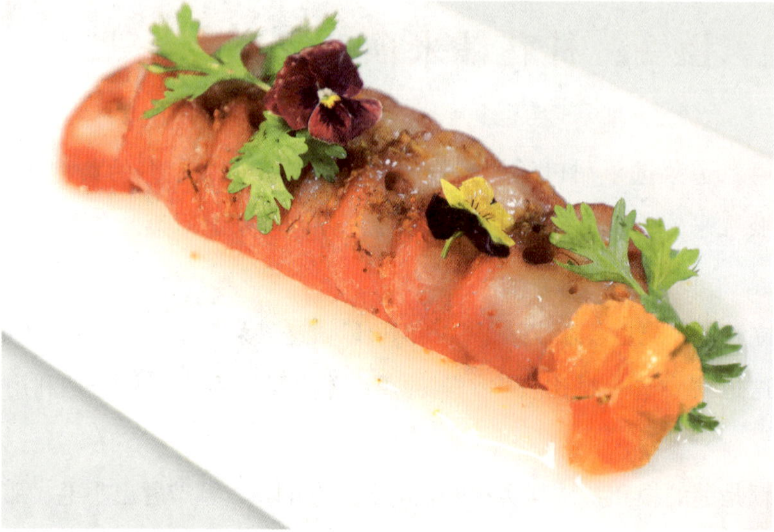

桂花糯米藕

大病初愈就叫人喝牛奶、吃鸡蛋，纯粹把人毁掉了。藕削了皮，一头切开，留下一头封闭。提前把糯米泡一小时，然后就往孔里塞糯米，不要塞满，因为待会儿蒸熟了，它会膨胀。

塞完了以后，就把另一头切下来，盖上藕节，对齐。用竹签插好，插好以后放到水里煮。有的人喜欢在水里放点儿枣、红糖，其实没必要。

大火烧开，慢火煮，煮半小时以后可以出锅。煮的时候水里可以略微放点儿碱，出锅以后（其实藕和米有五成熟了），就把它切片，另外准备一个盘子，盘子底下放点儿猪油或大网膜油，然后把切好的、带着糯米的藕片码在盘子上面，上面再盖点儿大网膜油，同时在上面放上冰糖，放点儿桂花或蜂蜜，盖上点儿猪油，然后上笼屉蒸。

蒸到什么程度？蒸到糖完全融化，浸到莲藕里，包括猪油也完全融化，浸到莲藕里，大概半小时，开锅以后把网膜残渣揭掉，翻扣一下到盘里，这道菜就成了。

这道菜既有莲藕自然的甜香，又有糯米的香，还有桂花的香、猪油的香，这就是桂花糯米藕。

4 佐：干煸豆角

第三道菜做一个反佐，用辛辣味的。我选了一个干煸豆角。

立秋了，豆角也下来很多，我们院子里种的摘都摘不过来。这时摘回来各种豆角，四季豆、豇豆都行，洗干净，用手掰成段。好处就是掰的过

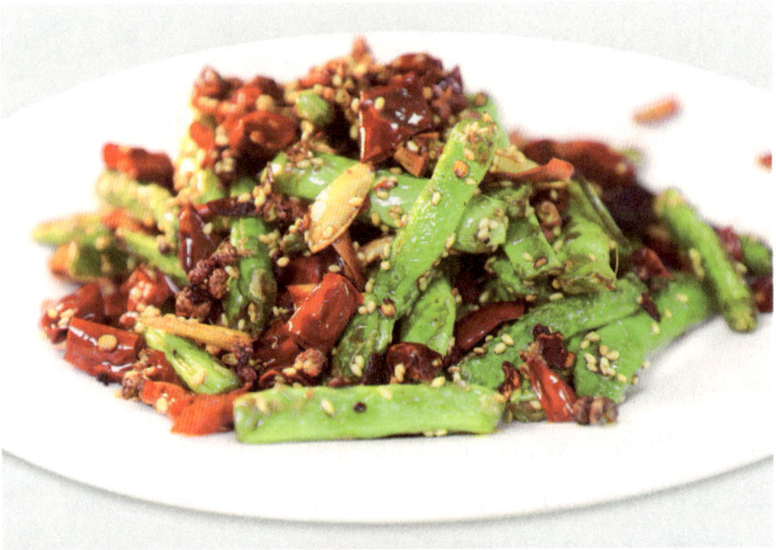

干煸豆角

程中里面有丝，茎就给它扯断或剔掉，这样的话吃起来口感会好一点。

我记得小时候帮我爸妈做菜，其中一个活就是择豆角，头一捏从后背直扯下一道，前面在“督脉”“任脉”上各扯下一道。最好选比较嫩的豆角，没有茎的更好。洗好以后准备猪油，略微放多一点，油温五成热的时候把豆角放进去煸炒，用中火不停地翻炒。

其实就是煸的一个过程，煸其实就是用油把里面的水分逼出来。

这时翻炒了大概有 3~5 分钟，豆角表面起了小泡，然后就可以把豆角捞出来控干，锅里再加点儿油，有剩油也行，没有的话再加一点，油温要高，要七八成热，有点儿冒烟了，先把花椒放进去，炸出香味，再把准备好的葱、姜、辣椒或剁椒酱、豆瓣酱、小辣椒放进去。炒到香气大出的时候，把刚才煸好的豆角放进去大火翻炒，炒到每个豆角都受到佐料、调料的包裹以后，撒点儿盐就可以出锅了，这是一道很好的下饭菜。

5 使：炒芥蓝

最后一道菜选有点儿苦味的。作为使，我选了芥蓝。

芥蓝有叶，也有杆，有茎，选的时候把叶子单择出来切段，把芥蓝的帮子给它改刀，切成薄片，先洗干净，做一些准备工作。然后要在锅里先煮开水，把切好的芥蓝帮子用水焯一下，锅里可以放点儿盐、油，焯 5 秒到 10 秒断生就行了，焯出来以后马上冲凉，再跟芥蓝的叶子放在一起。

这时候锅里可以放猪油，也可以放植物油，热锅冷油放葱、姜，然后放蒜末。爆香以后把切好的芥蓝段，还有芥蓝的叶子放进去翻炒，炒到它出水，然后撒点儿盐就可以出锅了。

这是一道很爽口、很清口的菜，吃完油腻的以后，正好用它来清清油腻、化化痰。

祝大家用膳“怡”！

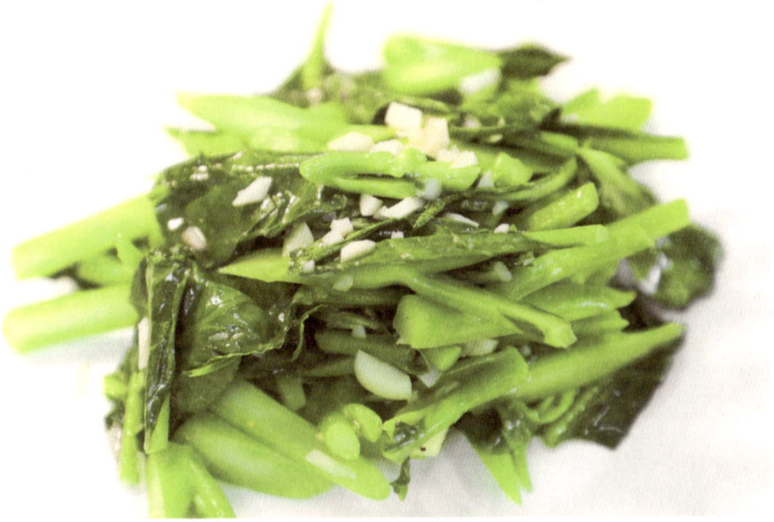

炒芥蓝